Rosina Sonnenschmidt
Harald Knauss

Raumharmonie mit Homöopathie

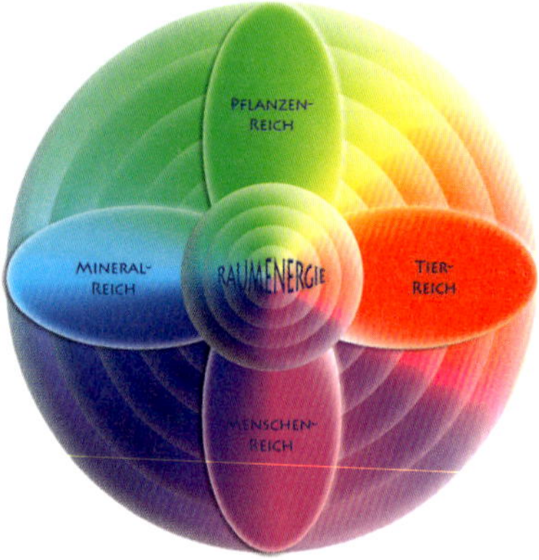
Pflanzen-Reich
Mineral-Reich
Raumenergie
Tier-Reich
Menschen-Reich

Rosina Sonnenschmidt
Harald Knauss

Raumharmonie mit Homöopathie

Homöopathie für Haus und Garten

Vom Bodenverbesserer bis zur Wandfarbe

Unimedica

Rosina Sonnenschmidt • Harald Knauss
Raumharmonie mit Homöopathie
Homöopathie für Haus und Garten
Vom Bodenverbesserer bis zur Wandfarbe

978-3-941706-65-1

1. Auflage 2011

Blumenplatz 2, 79400 Kandern, Tel.: +49 7626 974970-0
E-Mail: info@narayana-verlag.de, Homepage: www.narayana-verlag.de

Coverabbildung © Fotolia_31016038_© KingDOM82

Layout/Satz: www.apanoua.de, Christian Korn

Inhalt

Einführung

Drei Voraussetzungen boten sich an, dieses Buch zu schreiben.

Als einstige Berufsmusiker mussten wir uns mit dem Phänomen „Raum“ befassen, denn wir musizierten in den verschiedensten Räumen, die entweder als Konzerträume definiert waren oder als solche vorübergehend hergerichtet wurden. Im Laufe von 20 Jahren kamen wir zu vielen Erkenntnissen, wie zum Beispiel ein Raum „trägt“, ob die Musik auch die Menschen in der letzten Reihe erreicht, wie ein Raum leer und wie er mit Menschen klingt, wie uns ein Raum energetisch aufbaut oder stresst. Ein darstellender Künstler ist von vielen Raumfaktoren abhängig. Er soll eine perfekte Leistung vollbringen, das Publikum aus seinem Alltagsbewusstsein auf eine höhere Ebene transformieren und sich selbst vergessen. Die Kunst soll durch ihn sprechen, klingen, singen, tanzen. Der Künstler macht einen Raum lebendig, er lädt ihn mit seiner Energie auf. Dazu bedarf es einer räumlichen Begrenzung. Selbst bei einem Open-Air-Konzert sitzen und stehen die Musiker in der Regel in einem kastenähnlichen Raum, der vorne zum Publikum hin offen ist. Selbst in diesem offenen Raum ist das Wichtigste enthalten, das zum Lebendigwerden eines Raumes notwendig ist und was nicht entweicht: die Luft. Ohne Luft keine Schwingung, kein Ton, keine Emotion. Die Luft ist neben Wasser ein bedeutsamer Informationsträger.

Wir hatten reichlich Gelegenheit zu erfahren, wie unterschiedlich ein Raum Einfluss nimmt auf die eigene Befindlichkeit, Präsenz und künstlerische Ausdruckskraft, je nachdem, welche Form und Proportion der Raum hat, ob er mit Fenstern oder ohne Fenster ausgestattet ist, ob er eine nüchterne, ultramoderne Atmosphäre aufweist oder von üppigen barocken Formen, wie in historischen Theatern oder Schlössern, geprägt ist. Über viele Jahre konnten wir beobachten, dass die meisten historischen Räume fast von alleine anfangen zu klingen und, den Künstler inspirierend, die Darbietung wie auf Händen tragen. In den meisten modernen Konzerträumen fehlt dagegen die natürliche und lebendige Raumharmonie, sodass ein enormer technischer Aufwand notwendig ist, wenigstens eine gute Akustik zu erzeugen. In solchen Räumen, zu denen auch die Aufnahmestudios des Rundfunks und Fernsehens zählen, ist man als Künstler darauf angewiesen, selbst die notwendige Atmosphäre für die künstlerische Darbietung zu erzeugen. Das ist ein energetischer Herkulesakt. Er lehrte uns, dass wir Menschen tatsächlich die anpassungsfähigsten Wesen in der Natur sind. Keine Pflanze, kein Tier würde einen Raum, angefüllt mit unzähligen technischen Geräten und mit sehr viel Elektrosmog belastet, aushalten. Anders der Mensch. Er arbeitet sogar täglich darin, im Falle von Aufnahmestudios oft im Souterrain, ohne Fenster, schalldicht und von einer Welt aus Metall, schwarzer Farbe und grauweißen Wänden umgeben. Wird er darin krank? Ja. Aber es dauert, bis das in sein Bewusstsein dringt.

Da immer wieder Kollegen aus der Branche des Schauspiels, Tanzes und der Musik, mit denen wir Programme gestalteten, auch Kameramänner und -frauen, Rundfunk- und Fernsehmitarbeiter oder Filmregisseure unsere Praxis aufsuchten, sannen wir auf Abhilfe, erst kinesiologisch, dann mit Homöopathie und verschiedenen Essenzen. Wir kamen zu dem Schluss, dass es krankmachende Räume gibt. Im Laufe der Jahre gesellten sich zu dem krankmachenden Faktor der Elektrosmog-Belastung die geopathischen Störfelder, auf und in denen viele Menschen leben. Die alte Tradition der Radiästhesie trat ins Bewusstsein, und wir suchten auch mit ihrer Hilfe, krankmachende Einflüsse aufzuspüren und heilende Impulse einzusetzen. Denn eines war klar: Nicht jeder Mensch kann seinen Arbeitsplatz ohne Weiteres verlassen und gegen einen energetisch besseren eintauschen. Starke Störfelder müssen vor allem in den Privaträumen gemieden werden. Das betrifft ganz besonders den Schlafplatz, die Küche und den Raum, in dem man sitzend arbeitet oder in den man sich zwecks Regeneration zurückziehen möchte (Wohnzimmer, Hobbyraum, Meditationsraum usw.).

Doch auch das ist noch nicht alles.

Ein Raum ist angefüllt mit gespeicherten Informationen in den vier Wänden, in der Decke und im Boden. Man könnte die Wände als CD-Rom oder externe Festplatte bezeichnen. Je nachdem, welche Schwingungen bzw. Informationen permanent in einem Raum herrschen, ergibt dies ein Muster, das vorzugsweise Steine abspeichern, besonders quarzhaltige. Die darin enthaltene Informationsessenz kann abgerufen werden, sobald ein sensitiver Mensch den Raum betritt. Seine Vitalenergie bringt die Raumenergie ins Schwingen. Es ist, als ob die Wände plötzlich lebendig würden. Die typischen englischen Geschichten über Spukhäuser oder Berichte über entlegene Alpendörfer mit alten Hütten, in denen „es umgeht", sind durchaus keine Erfindungen, allenfalls sensationsheischende Übertreibungen. Aber heftige emotionale positive wie negative Ereignisse in einem bestimmten Raum bleiben „in der Luft hängen" oder „nisten" in den Wänden. Damit diese geheimnisumrankten Geschehnisse möglich werden, bedarf es einer gespeicherten Information und eines sensibel Wahrnehmenden.

Weniger spektakulär, dafür aber häufig zu beobachten ist das Gefühl für Harmonie und Disharmonie, das Menschen bei Betreten eines Hauses oder eines speziellen Raumes sofort empfinden. Das ist entweder eine positive Resonanz zwischen der Raumenergie und der Vitalenergie des Besuchers oder es entsteht sofort eine Disharmonie zwischen Raum und Besucher. Wir kennen das alle: In dem einen Raum fühlen wir uns sofort wohl und von den Wänden wohlig umfangen. Einen anderen Raum empfinden wir als kalt trotz hoher Raumtemperatur und schöner Ausstattung. Die Wände wirken abweisend.

Ein Raum ist also ein lebendiger Organismus mit einem guten Gedächtnis.

Die zweite Voraussetzung, sich mit Raumharmonie zu befassen, ergab sich, als wir vom Künstlerberuf in den Heilberuf wechselten. Da wir 1984 unsere Medial- und Heilerschulung begannen, tauchte auch immer wieder die Frage auf: Was geschieht eigentlich in einer Praxis?

Sie ist der Ort, an dem der Heiler oder Therapeut seine Heilenergie einsetzt. Dies aber nicht, um die Patienten zu heilen, denn das müssen sie selbst und zwar zu Hause in dem physisch-psychisch-mentalen Milieu, in dem sie krank geworden sind. Die Heilung ist ein aus vielen Schritten bestehender Prozess. In der Praxis ist es aber die Heilenergie des Heilers, durch die der Patient in verschiedenen Graden und anhand verschiedener Heilmethoden erfährt, was möglich ist. Mag sein, dass ein Geistheiler die Hände auflegt, ein Akupunkteur ein paar Nadeln setzt oder ein klärendes Gespräch stattfindet. Schmerzen schwinden, Gelenke werden plötzlich beweglich oder die Stimmung wird aufgehellt. Die Schubkraft zu diesen neuen Erfahrungen des Patienten in der Praxis zeugen von der Heilenergie des Therapeuten, und diese ist wiederum unabhängig von der Heilmethode. Keine noch so ausgeklügelte Heilmethode bewirkt Heilung, wenn der Heiler oder Therapeut über keine Heilenergie verfügt. Heilenergie ist Herzensenergie und äußert sich in einer großen Liebe zum Menschen.

Die Zusammenarbeit mit vielen Therapeuten und Heilern hat gezeigt, dass es für den Heilberuf an erster Stelle wichtig ist, seine Heilerbegabung zu kennen. Erfolgreiche Kollegen zeichnen sich weniger durch mehr Wissen und bessere Methodik aus als vielmehr durch die Wahl einer Heilmethode, die ihre Heilenergie optimal zum Ausdruck bringt. Heilende Hände suchen die Berührung, heilende Stimme und Worte suchen das Gespräch, heilende Gedanken suchen mentale Wege der Übertragung von Heilinformation.

Die Heilenergie braucht zwei Voraussetzungen: einen Patienten und einen Raum, der von der Heilenergie des Heilers bzw. Therapeuten imprägniert ist. Die Praxis sollte ein solcher Raum sein. Sind Therapeut und Praxisraum in positiver Resonanz, kann sich die Heilenergie des Therapeuten oder Heilers optimal entfalten. Beim Betreten dieses Raumes erwacht im Patienten Vertrauen, Hoffnung, ein gutes Gefühl, am richtigen Ort beim richtigen Behandler zu sein.

Über mehrere Jahre befassten wir uns nun mit dem Phänomen, dass Therapeuten und Heiler über eine schlecht laufende Praxis, enorme Erschöpfung durch die Praxisarbeit oder abgebrochene Heilungsprozesse klagten. Bei den Kollegen waren die äußeren Voraussetzungen für eine florierende Praxis durchaus gegeben: Gute Ausbildung, Können, ansprechende Praxisräume, Liebe zum Beruf und Heilenergie. Nachdem abgeklärt wurde, ob eventuell die Heilmethode nicht mit der zugrunde liegenden Heilenergie des Therapeuten zusammenpasst, widmeten wir uns der Raumenergie und Raumharmonie der Räume, in dem die Kollegen sich einen Großteil ihrer Zeit aufhalten und kranke Menschen behandeln. Hier einige Beispiele dafür, dass etwas mit der Raumenergie nicht stimmte:

- Der Patient wird sofort schläfrig und unkonzentriert.
- Der Patient wird sofort unruhig und wirkt, als wolle er/sie fliehen.
- Der Patient wird aggressiv.

Während wir die physisch-psychischen Symptome der Kolleginnen und Kollegen ganzheitlich-homöopathisch behandelten, gaben wir auch Ratschläge für die Harmonisierung des Praxisraumes. Dazu gehören Farben, energetisierende Accessoires wie Steine, Figuren, Skulpturen, Gemälde, Stoffe, Beleuchtung usw.

Anfangs brachten wir ein oder zwei homöopathische Arzneien zur Anwendung, die wir nicht nach dem Gesetz der Ähnlichkeit, sondern nach dem Heilungsgesetz des Gegensatzes auswählten. Das heißt, wir empfahlen der Kollegin oder dem Kollegen, die Arznei(en) in Hochpotenz in den Raum nur zu stellen, damit sie das energetisch ergänzten, was im Energiefeld des Kollegen und in seinem Praxisraum zu schwach ausgeprägt war. Hatte jemand ein luftiges phosphorisches Wesen, stand *Lycopodium* im Raum, um die Mitte = Erde = Heimat zu stärken. War jemand eher eine kontrollierte, ernste *Arsen*-Persönlichkeit, stand zum Beispiel *Hyoscyamus* im Raum, um mehr Flexibilität zu bewirken. Eine schüchterne, übervorsichtige *Silicea*-Kollegin stellte *Aurum* auf. Das Gegensatzmittel wurde nicht willkürlich gewählt, sondern in Hinblick auf die Hauptkonstitution. Die Erfahrung bewies: Je stärker die Gegensätze waren, desto deutlicher empfanden die Kollegen die Vollständigkeit der Raumenergie, die sie als beweglich und harmonisch beschrieben. Das war besonders bei jenen auffällig, die von Berufs wegen eine bestimmte Raumausstattung benötigen, wie Zahnärzte, Gynäkologen oder Physiotherapeuten. Sie konnten nicht wie andere Kollegen das Mobiliar ändern oder umstellen, sondern sorgten für farbenprächtige Gemälde, kleine Statuen oder Edelsteine und das besagte homöopathische Gegensatzmittel.

Diese Erfahrungen waren wegbereitend für den dritten Grund, dieses Buch zu schreiben:

2009 war ich (Rosina Sonnenschmidt) wieder in Japan und gab ein Seminar bei der Japanischen Kaiserlichen Akademie für Holistische Homöopathie in Tokio. Dr. Torako Yui, die Initiatorin der Homöopathie in Japan, lud mich eines Tages ein, die neuen Praxen der Absolventen zu besuchen. So kamen wir in Tokio zu einer Praxis. Dr. Yui bat mich, allein im Raum zu verweilen und ihr mitzuteilen, was ich darin wahrnehme. Ich sah einen Schrank, einen Tisch in der Raummitte und zwei Stühle, sonst nichts. Als ich mich aber auf die Raumenergie einließ, hatte ich plötzlich das Bedürfnis, mich auf den Tisch zu legen und zu entspannen. Ich hatte das Gefühl, der Raum umhülle mich liebevoll. Es war mir wohl ums Herz, alles um mich herum erschien mir harmonisch, obgleich der Raum geradezu spartanisch ausgestattet war.

Ich berichtete den gespannt wartenden japanischen Kollegen meine Wahrnehmung und stellte die Frage, wo denn die homöopathischen Arzneien seien. Große Freude brach aus. Dann wurde ich aufgeklärt: Die homöopathischen Mittel seien in der Wand, genauer in der Wandfarbe!

Dr. Yui hatte auf eine Lösung aufgrund besonderer Praxisprobleme gesonnen. Da waren zum einen die extrem aggressiven autistischen Kinder, die nach Betreten der Praxis randalierten. Zum andern gab es in der Veterinärpraxis immer wieder das Problem des aggressiven und ungestümen Verhaltens von Heimtieren. In beiden Zweigen der homöopathischen Praxis wurde die Behandlung erschwert. Dr. Yui kam schließlich auf die Idee, das alte Erbe japanischer Harmonisierungskunst von Räumen homöopathisch umzusetzen. Sie stellte verschiedene Arzneien aus dem Mineral-, Pflanzen-, Tier- und Menschenreich zusammen und ergänzte diese mit Informationen der wichtigsten shintoistischen und buddhistischen Weisheits-Sutras, die auf ein Alkohol-Wasser-Gemisch übertragen wurden. Dieses Komplexmittel verwendete sie zum Zwecke der Raumharmonisierung, indem es der Mineralwandfarbe oder im Falle der Verwendung von Seidentapete dem Kleister zugefügt wurde.

In allen Praxen von Nord- bis Südjapan, die auf diese Weise ihren Raum harmonisierten, kam es zu derselben Erfahrung: Menschen und Tiere entspannten sich und die Homöopathen konnten in aller Ruhe ihre Arbeit verrichten. Eltern von autistischen Kindern beschrieben die Atmosphäre als harmonisch und sahen, dass sie sich unmittelbar positiv auf die jungen Patienten auswirkten. Auch die Veterinäre teilten mit, dass ihre Klientel mit entspanntem Verhalten auf die Raumenergie reagierten – die Tiere wie auch ihre Halter.

Diese geniale Idee griffen wir auf und baten Dr. Yui, uns die Rezeptur zu geben. Wir wollten prüfen, ob das Komplexmittel auch in unserer Kultur wirksam ist. Im „Naturhaus" des Narayana Verlages wurde die Rezeptur hergestellt und interessierten Kollegen aus der Menschen- und Tiertherapie zur Verfügung gestellt. Aber auch Privatleute, die gerade Räume renovierten, wurden eingeladen, dem Innen- und Außenanstrich das Komplexmittel zuzufügen und zu beobachten, welche Wirkung sich zeigt.

Über ein Jahr sammelten wir Erfahrungen und sind zu dem Schluss gekommen: Das von Dr. Yui komponierte Mittel ist tatsächlich ein wirksamer Raumharmonisierer. Das konnten wir von September 2010 bis März 2011 selbst erleben. Wir hatten eine Jugendstilvilla von 1920 gekauft und ließen sie von Grund auf renovieren. An dem „Probelauf" mit dem Wandfarbenzusatz waren Handwerker wie Stuckateure, Maler, Elektriker, Sanitärinstallateure und Zimmerleute beteiligt, die keine Ahnung von Homöopathie hatten, sondern einfach unserer Anweisung folgten, pro Eimer Farbe 20 bis

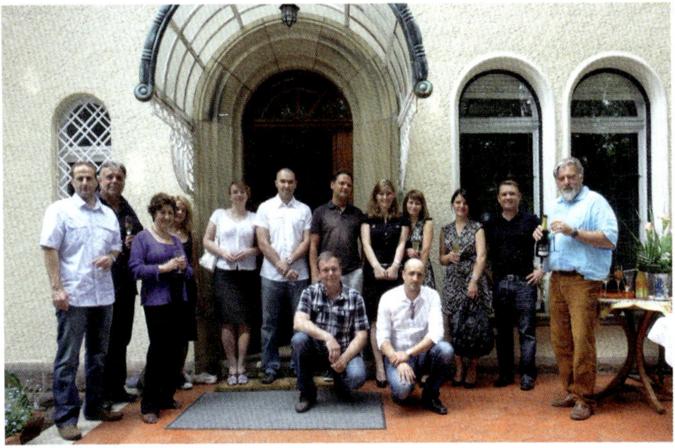

Abb. 1: Das Handwerker Team

30 Tropfen des Mittels zuzufügen. Das bedeutete, Innenwände, Außenfassade, Türen, Fenster und Fensterläden wurden mit dem Zusatzmittel versehen. Es war nicht nur erstaunlich, dass die Handwerker sofort bereit waren, Homöopathie in ihre Arbeit zu integrieren, sie erlebten über Monate eine entspannte Arbeitsatmosphäre bei den Renovierungs- und Sanierungsarbeiten, die nicht selbstverständlich war. Sie

gaben uns immer wieder eine Rückmeldung, dass sie, wenn irgendwelche Engpässe entstanden und sich Stress in der Kommunikation anbahnte, in den Räumen zu einfachen und versöhnlichen Lösungen kamen. Wer mit Haussanierung zu tun hat, der weiß um die Palette der möglichen Schwierigkeiten der Koordination und Kommunikation.

Ein besonders deutlicher Beweis, dass eine Raumharmonie mit dem Farbenzusatz geschaffen wurde, ergab sich durch die Besuche eines Vertreters des Denkmalamtes. Wie üblich entstehen leicht Spannungen zwischen dieser Institution und dem Hausbesitzer. Bei uns war es deutlich anders, indem der Beamte zunächst die Wahl der Wandfarbe beanstandete – sie sei nicht historisch. Dann baten wir ihn, durch die Räume zu gehen und die Atmosphäre in sich aufzunehmen. Nach 10 Minuten kam er wieder zurück und sagte: „Die Farbe ist zwar nicht historisch, aber es herrscht eine wunderbare Harmonie in den bereits gestrichenen oberen Räumen. Deshalb bin ich einverstanden, dass auch die denkmalgeschützten Räume hier unten mit der gleichen Farbe gestrichen werden.“ Die anwesenden Handwerker strahlten übers ganze Gesicht und meinten: „Das sind die Tropfen!“

So steht denn das homöopathische Komplexmittel als Zusatz zu Anstrichfarben im Zentrum unserer Thematik „Raumharmonie mit Homöopathie“, ergänzt durch weitere Betrachtungen, wie eine Raumenergie positiv aufgeladen werden kann.

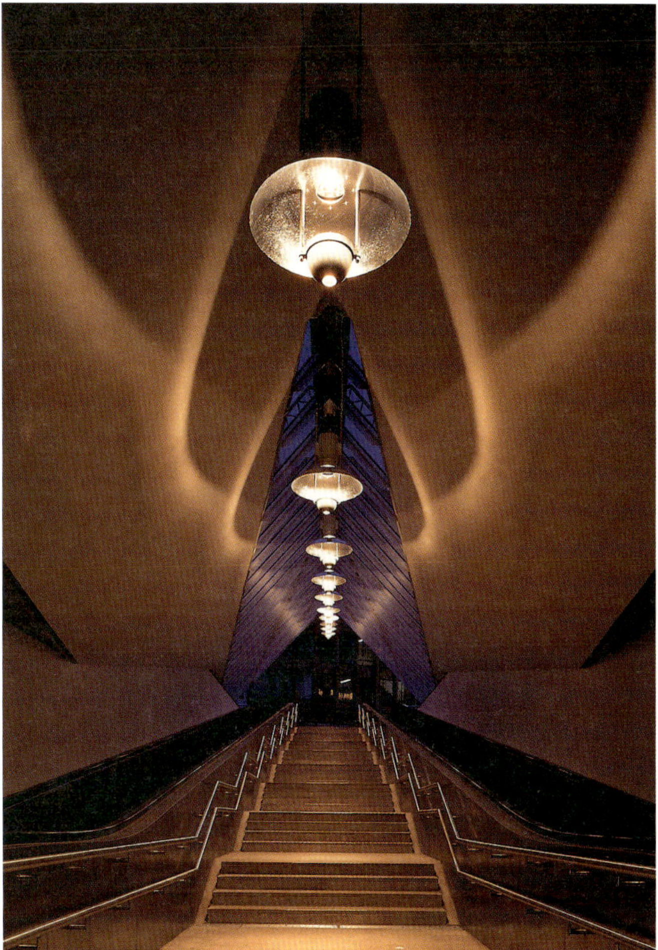

Mensch und Raum

Wir brauchen unseren Körper, unsere Raumform, um uns in dieser irdischen Welt bewegen zu können. Anhand unserer Körperform zeigt sich unsere Zugehörigkeit zum Reich der Menschen, anhand der Form können uns andere wiedererkennen. Mit unserer eigenen Form stellen wir uns in die Welt, setzen ihr und ihrem unendlichen Meer von Energien etwas Eigenes entgegen. Der weite Raum des Kosmos um uns zeigt sich unberechenbar, unüberschaubar, chaotisch. Unser eigener nach außen abgeschlossener Körperraum ist ein Zentrum oder Punkt darin, in dem eine gewisse Ordnung und Stabilität herrschen. Das gibt eine Berechenbarkeit, ein Gefühl von Heimat oder Zugehörigkeit. Gleichzeitig erlaubt uns unser Körperraum Unabhängigkeit vom Standort und größtmögliche Bewegungsfreiheit im Raum. Der chinesische Weise Lao Tse hat sich besonders mit dem Verhältnis von Leere und Dichte beschäftigt und dies die Lehre vom Tao genannt. Er illustriert das Prinzip des Tao zum Beispiel gerne am Raum. Ein Raum hat Wände, Boden und Decke. Macht dies das Wesen des Raumes aus? Nein! Es ist die Leere des Raumes, die sein wahres Wesen ausmacht. Im Taoteking des Lao Tse steht folgendes Kapitel[1]:

Dreißig Speichen umgeben eine Nabe:
In ihrem Nichts besteht des Wagens Werk.
Man höhlet Ton und bildet ihn zu Töpfen:

---

1 Lao Tse, Taoteking, in der Übertragung von Richard Wilhelm, www.thetao.info/english/deutsch.htm

In ihrem Nichts besteht der Töpfe Werk.
Man gräbt Türen und Fenster, damit die Kammer werde:
In ihrem Nichts besteht der Kammer Werk.

Darum: Was ist, dient zum Besitz.
Was nicht ist, dient zum Werk.

Wenn wir Zäune und Wände ziehen, können wir etwas ergreifen und in Besitz nehmen. Wirken können wir aber nur in der Leere, wo noch nichts gestaltet ist. Also ist die Leere der Repräsentant des Geistigen, Schöpferischen, wie er dies am Beispiel des Kruges zeigt. Es ist nicht die Form des Kruges, die sein Wesen ausmacht, sondern eben seine Höhlung oder Leere, in die man etwas hineinfüllen kann. In den fernöstlichen Philosophien hat der Raum nichts Abstraktes. Er ist die Manifestierung eines energetischen Aspektes des Göttlichen und wird daher als „Wesen" oder als wesenhaft bezeichnet. Er ist also etwas Lebendiges. Eine Vorstellung, die uns einen Raum in einem völlig anderen Licht erscheinen lässt.

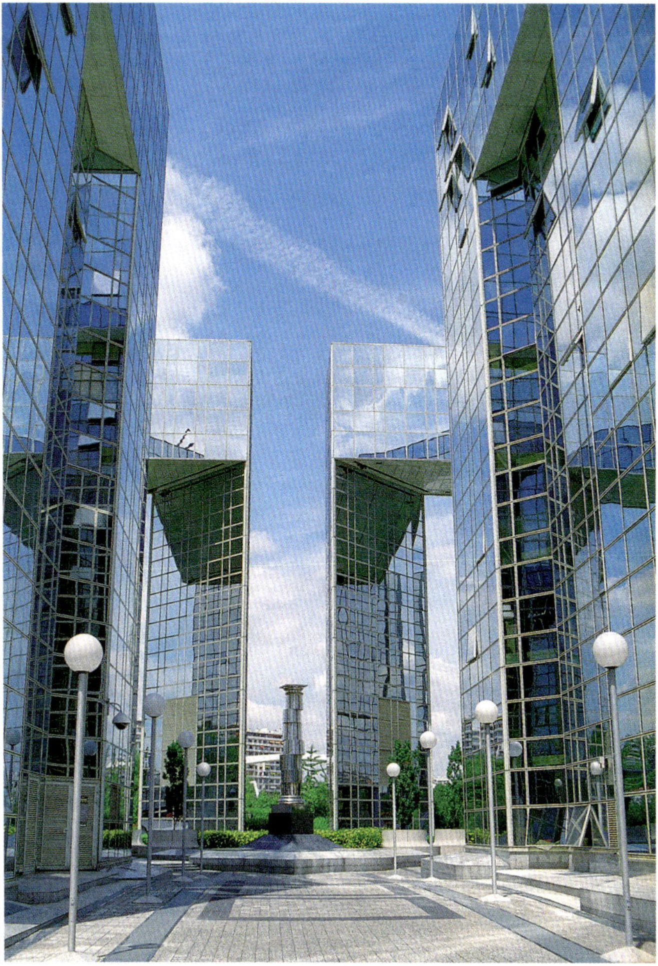

1. Raumformen – Formen im Raum

Wenn wir an das Thema Raum herangehen, denken wir zunächst an abstrakte geometrische Formen. Die Seiten eines Rechtecks umgrenzen etwas, das wir Raum oder Zimmer nennen. Unser Auge wird begrenzt durch ein vorwiegend undurchsichtiges Material, was uns einen beschränkten Raum erleben lässt, den wir auch abtasten können. Die unendliche Weite des Weltraums wird eingegrenzt und eingefangen in etwas, worin wir uns zu Hause fühlen, wo wir uns selbst spüren können, Schutz finden oder Möglichkeiten zu gestalten und zu wirken erhalten. Wir nehmen ihn in Besitz und machen ihn zu unserem Reich.

Nomadenvölker haben eine vollkommene andere Raumvorstellung als sesshafte Völker. Was für uns ein eigenes Reich ist, ist für sie nur ein Gefängnis. Die Weite der Landschaft und des Himmels ist ihnen wichtig. Ihre runden Jurten und Hütten sind nur eine zeitweilige Unterkunft. Raum ist also nicht gleich Raum. Ein runder Raum hat eine andere Wirkung auf uns als einer mit Winkeln und Ecken.

Ein quadratischer Raum hat eine andere Wirkung als ein „schlauchförmiger" rechtwinkliger Raum. Wir selbst haben jahrelang in einem Schloss gewohnt und hatten dort einen großen runden Raum des Turmes zu unserer Verfügung. Ein solch runder Raum hat eine völlig andere Energie, stellt eine ganz andere Herausforderung an die Gestaltungskraft dar als ein rechtwinkliger Raum. Über die Formen von Raum drückt sich eine spezielle psychische Energie aus.

Aber auch die Formen von Gegenständen innerhalb eines Raumes habe ihre eigene Wirkung. Räume mit gedrehten, spiraligen Säulen haben eine andere Wirkung, als wenn es Kapitelsäulen sind. Oder wenn ich eine goldene Kugel auf meinen Schreibtisch stelle, so wird das eine andere Wirkung erzeugen, als wenn ich eine Pyramide dort stehen habe. Natürlich spielen dabei auch kulturelle Assoziationen und eigene Erfahrungen mit hinein, aber jede Form hat generell ihre ganz eigene Energetik oder Schwingung, die bestimmte Resonanzen hervorruft. Die Natur nutzt ganz gezielt Form und Energie, von ihr haben wir Menschen gelernt und abgeschaut. Es gibt allgemeine Wirkungen, die sich von den Formen ableiten lassen, die oftmals auch über die eigene Kultur festgelegt sind. In Deutschland baut man die Häuser alle rechtwinklig, die Mongolen dagegen leben in runden Zelten. Rudolf Steiner zeigte mit der anthroposophischen Bauweise, dass der rechte Winkel nicht das letzte Maß aller Dinge ist. Aber rechte Winkel geben Klarheit und Sicherheit, die wiederum Attribute unseres Verstandes sind. Menschen, die vom Verstandesstreben weg wollen, die sich zum Beispiel spirituell orientieren, entwickeln im eigentlichen Sinne neue „Lebens-Formen“, was sich auch in den Räumen ausdrückt. So gibt es heute wieder verstärkt runde oder mehreckige Formen.

Im Folgenden möchten wir kurz die wesentlichen Formen beleuchten, die in Verbindung mit dem Raum eine Rolle spielen. Sei es nun die Form des Raumes selbst oder die eines wichtigen Objektes in einem Raum, wir können daraus etwas über die Energie erfahren.

1.1 Der rechteckige Raum

Die Grundkomponente der Rechtecke bildet die Gerade. Die Gerade strebt ins Unendliche, gleicht dem Radius, dem Sonnenstrahl und dem Licht, weshalb das Geistige, Mentale mit ihr verbunden wurde. Sie zeugt von Wille und Zielgerichtetheit, ob sie nun liegend ist, also dem Stoff oder der Erde verbunden, oder aufgerichtet dem Himmel entgegenstrebt. Sie kann einen Aufstieg bedeuten oder auch einen Fall. Die waagrechte Linie entspricht dem Stofflichen des Raumes und ermöglicht die Raumorientierung. Die Senkrechte bildet die Achse Erde – Himmel und ist das Symbol der Zeit und der mentalen Fähigkeiten. Beide bilden Koordinaten, die in einem Raum wesentlich dazu beitragen, sich darin wohl oder auch unwohl fühlen zu können Das kennt jeder: Ein Raum hat eine große Grundfläche, aber im Verhältnis dazu ist er zu niedrig. Man kann sich zwar bequem in einem solchen Raum bewegen und orientieren, aber nicht gut denken oder gar inspiriert bzw. schöpferisch mental arbeiten. Oder ein Raum hat eine kleine Grundfläche und ist unverhältnismäßig hoch. Hier fehlt einem die Erdanbindung, man kann sich nicht gut konzentrieren, driftet ab und verliert die innere und äußere Orientierung. Bei quadratischen Räumen wirken diese Missverhältnisse noch verstärkt.

Ganz anders verhält es sich in Räumen, in denen die Proportionen zwischen Grundfläche und Höhe stimmen. Darin wird bei jedem Menschen die Kreativität angeregt, ob der Raum groß oder klein ist. Es ist auch unerheblich, welche Art von Tätigkeit in ihm verrichtet wird, selbst bei scheinbar fantasielosen technischen oder rechnerischen Aufgaben oder ermüdenden Fachsitzungen ist doch stets ein Quäntchen Fantasie lebendig, wenn die Raumproportion von waagerechten und senkrechten Linien stimmig ist.

In der Erschaffung perfekter Raumharmonie durch die Proportion von Waagerechten und Senkrechten sind die Japaner wahre Meister – auch in den einfachsten Hütten. Auf den ersten Blick scheint alles in Symmetrie zu sein, aber symmetrische Formen, ob zwei- oder dreidimensional, sind nicht von vornherein lebendig. Es ist das Verhältnis 3 : 2, das einen Raum atmen lässt und beweglich hält. Das bedeutet, sowohl die Raumform des Rechtecks als auch die Proportion zwischen Bodenfläche und Höhe des Raumes stehen im Verhältnis 3 : 2. Wir finden dies als Klangproportion in der Quinte auch in unserer Kultur, beispielsweise in romanischen Bauten, in barocken Schlössern (trotz aller Überladung mit Ornamenten) und in Jugendstilhäusern. In den verschiedenen Kulturepochen experimentierte man mit den beiden Koordinaten und ging bisweilen an die Grenze des Möglichen. Dabei war immer der Mensch der Ausgangspunkt. In einer romanischen Kirche ist der Mensch im Raum anwesend und damit auch die menschliche Gottheit. Der Mensch ist gemeint, für ihn ist dieser Raum geschaffen. In einem solchen Raum herrschen perfekte akustische Verhältnisse. In einem solchen Raum klingt es von jeder Position aus klar und deutlich. Man muss sich nicht anstrengen, denn der Raum trägt Wort, Klang und Musik.

Ganz anders in einer gotischen Kirche, in der der Mensch überflüssig ist. Zwar ringt einem die Baukunst des Hochmittelalters Bewunderung ab, aber die Höhe ist derart überbetont, dass sich Mensch, Ton, Wort, Klang und Musik darin verlieren, ja, auch gar nicht erwünscht sind. In einer solchen Kirche wohnt nur die Vorstellung vom Göttlichen als dem Höchsten. Es fehlt jegliche Erdanbindung. Zweifellos haben gotische Gebäude eine starke Ausstrahlung, eine Magie des Unaussprechlichen. Indem wir das aber feststellen, sind wir Zaungäste, wir stehen als Mensch nicht im Zentrum des von göttlicher Energie gefüllten Raumes.

In allen Kulturen spielte man mit den Möglichkeiten der Proportion von Raumweite und Raumhöhe – und kehrte doch immer wieder zum Naturgesetz zurück, dass begrenzte Räume vom Menschen zu seinem eigenen Wohl und Bedürfnis geschaffen werden und er deshalb das Zentrum dieser Räume bilden will. Die große Natur und der Kosmos brauchen keine materielle Begrenzung. Aber der Mensch braucht seine Räume für Schutz, Sicherheit und Selbstverwirklichung. Je mehr sich der Mensch vom Nomadentum zur Sesshaftigkeit entwickelte, desto mehr entstanden auch die Künste der Architektur und der Schrift. Statt der mündlichen Tradition wurde schriftlich überliefert. Statt der Freiluftmusik und einstimmigen Musik entstand die Mehrstimmigkeit. Diesen Quantensprung vollzog in der Menschheitsgeschichte nur das Abendland. In der Mehrstimmigkeit walten die Proportionen von Waagerechte = Melodie und Senkrechte = Harmoniesatz aus mehreren Stimme. Solche Musik verlangt nach einer adäquaten Raumakustik. Was wir heute mit einem Riesenaufwand an Technik aus „tonlosen" modernen unproportionierten Betonräumen machen, ist nicht Kunst, sondern künstlich. Wie schon gesagt: In einem rechteckigen Raum, in dem die waagerechten Geraden im Verhältnis 3 : 2 und die Raumhöhe ebenfalls im Verhältnis 3 : 2 zur Grundfläche steht, klingt und schwingt es von alleine, entsteht eine wohlige Wärme, die nicht von der Beheizung allein abhängt, umfangen uns die sechs Flächen schützend und wohlig.

1.2 Der runde Raum

Im Gegensatz zur Geraden ist das Abgerundete von ganz anderer Natur. Alles Runde bindet ein, schließt ab, begrenzt und „rundet ab". Haben wir bei den beiden Geraden die Polarität Geist – Materie, so steht das Runde für das Organische. Keines unserer Organe ist rechteckig, alles ist gerundet. Ist die Gerade abstrakt und konstruiert, so ist alles Runde und Bogenförmige sinnlich konkret. Das Runde schmeichelt uns, gibt uns ein sinnliches und körperliches Wohlgefühl.

Der Kreis ist seit Urzeiten ein bedeutsames Symbol für die Einheit und ursprüngliche Ganzheit. Im Buddhismus steht der Kreis für Erleuchtung und Vollkommenheit. Ein Kreis symbolisiert Fülle und Leere, Offenbarung und Verhüllung in einem. Jedes Wesen unterliegt auf der irdischen Ebene dem ewigen Kreislauf des Seins, der sich in den Stufen Entstehen – Werden – Bewahren – Vergehen ausdrückt. Der Kreis verbindet alles, schließt alles in sich ein, so wie der kreisförmige Gang der Sonne durch das Jahr alles in der Natur einschließt. Daher war die Bewegung des Sonnenrades immer auch ein Abbild der Unendlichkeit, des ewig Wirkenden. Indem die Sonne ihre bogenförmigen Bahnen zieht, erhält sie die Schöpfung auf unserer Erde. Natürlich wissen wir heute, dass es nicht die Sonne ist, die sich bewegt, dennoch bleibt dies so in unserer Wahrnehmung verankert.

Kreisförmige Räume orientieren alles auf ihren Mittelpunkt, auf ihr Zentrum hin. Interessanterweise müssen sie nicht zwangsläufig durch eine Decke geschlossen sein. In der freien Natur wurden in alten Kulturen Rituale unter freiem

Himmel abgehalten, aber es wurden Kreise für die Versammlung geschaffen. Dadurch bündelten sie einerseits die Energie im Zentrum und schlossen andererseits auch alles nach außen aus, was nicht dazugehörte – zum Beispiel den Alltag oder Fremde, nicht zum Stamm Gehörige. Spätere Architekturen, die sich des Kreises bedienten, schufen Kuppeln als Decke und setzten Rundräume immer als spezielle Akzente. Es ist kein Zufall, dass viereckige Türme für sich allein stehen können, Rundtürme dagegen mit viereckigen Architekturen kombiniert werden. Wenn wir im Sprachgebrauch vom „Elfenbeinturm“ sprechen, meinen wir damit einen Rundturm, in den sich jemand zurückzieht und von der Außenwelt abkapselt. Es fehlt der Bezug zum Stofflichen, Materiellen, Irdischen und Alltäglichen. Wir sagen auch, jemand drehe sich im Kreis und meinen damit Gedankengänge, die sich gleich einem Mühlrad im Bewusstsein wieder und wieder um denselben Punkt drehen.

Rundtürme, wie sie von mittelalterlichen Burgen und Barockschlössern bekannt sind, wurden stets auf Kraftplätzen gebaut, um Energie zu bündeln. In solchen Räumen fand nichts Alltägliches statt, sie dienten besonderen Versammlungen. In ihnen herrschen oft spiralig sich aufrichtende Energieverhältnisse, die für den modernen Menschen zu stark sind, weil er nichts mit dieser Energie anzufangen weiß. Die Anlässe, sich in runden Räumen zu versammeln, dienten immer dazu, geistige Grenzen zu überwinden und sich dem

Unendlichen zuzuwenden. Davon sind solche Sprachwendungen übrig geblieben wie: „Sich in einer Runde Gleichgesinnter treffen", „Sich zu einer Gesprächsrunde treffen", „Im Zirkel sitzen und seine medialen und heilerischen Fähigkeiten schulen" oder „Gemeinsam am runden Tisch diskutieren". Alle diese Tätigkeiten finden sinnigerweise in viereckigen Räumen statt. Verlegt man sie in einen runden Raum, gibt es kein Ausweichen, dann wird entlarvt, ob man tatsächlich Menschen auf derselben Wellenlänge treffen möchte oder ob es nur um einen Schlagabtausch von Argumenten geht. Der Kreis im Kreis verlangt absolute Toleranz und Wahrhaftigkeit. Runde Räume stehen einem selten zur Verfügung. Doch wie stark der Kreis im Kreis wirkt, haben wir selbst erlebt, als wir 10 Jahre lang in einem Barockschloss auch einen Rundturm bewohnten. Dort saßen wir jede Woche im Zirkel mit Freunden, um unsere Medialität und Heilenergie zu schulen. Wir stellten fest, dass uns die Zirkelarbeit im Rundraum überforderte. Wir haben als moderne Menschen nicht mehr die Energie zur Verfügung, um einen solchen Raum zu füllen. Zu sehr sind unsere Energien auf viele Felder verteilt. Folglich saßen wir im rechteckigen Nachbarraum im Kreis und nutzten den Rundraum nur für besondere Übungen, die ein Höchstmaß an Energie erforderten, wie zum Beispiel Fernheilung und Telepathie.

Das Runde kann zu viel Nähe erzeugen und Gegensätze aufheben. Gerade in der Therapie ist aber zu viel Nähe nicht immer gut und es braucht auch die Spannung der Gegensätzlichkeit. Der Therapeut ist eben nicht der gute Freund von nebenan, sondern ein Mensch, der über besondere Fähigkeiten verfügt, weshalb er ja vom Patienten aufgesucht wird. Je mehr der Therapeut sich auf die gleiche Ebene mit dem Klienten begibt, desto mehr seiner Heilenergie geht verloren. Ein Therapeut braucht die „Quadratur des Kreises", braucht Nähe und Distanz, magische Mächtigkeit und irdische Normalität in einem.

1.3 Der Bogen

Tor- und Türbögen spielen in der Architektur eine große Rolle.

Vor allem in der Romanik finden wir Rundbögen. Sie galten als Symbol der Wintersonnwende, wenn das U, also das Dunkle, sich wieder zum A, zum Lichten wandelt. An dieser Stelle im Jahreslauf wird der Jahresgott wiedergeboren, nimmt die Sonnenkraft wieder zu. Hier findet die Wende des Lebens statt. Wer durch einen solchen Bogen schreitet, geht zu seiner Wiedergeburt – so die alte Kosmologie. Das Portal, der Halbbogen, bildet den Zugang zur „Höhle", wo sich das Mysterium der „Werdung" vollzieht. Betreten wir Räume durch einen Rundbogen, wie dies zum Beispiel in Barock- oder Jugendstilhäusern bevorzugt wurde, spüren wir viel deutlicher, dass es sich um eine Transformationsschwelle handelt. Er trennt Raumenergien und unterschiedliche Tätigkeiten voneinander.

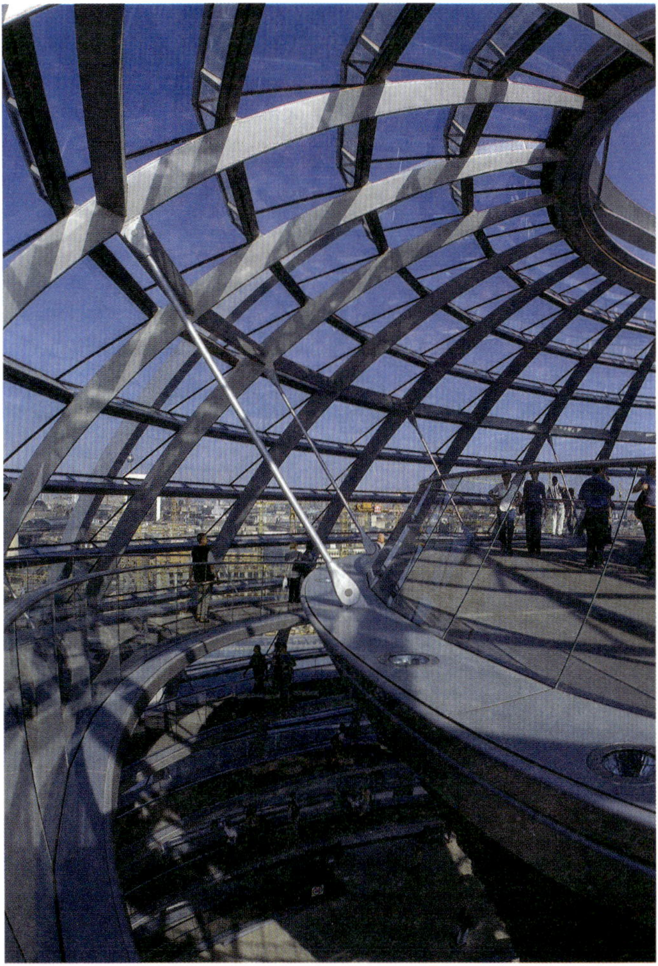

2. Die Heilenergie des Raumes

Wie wir zuvor gesehen haben, gibt es unterschiedliche Aspekte des Raumwesens, weshalb die Begegnung von Menschen in einem Raum unterschiedlich sein kann. Im geometrischen Raumerleben empfinden sich Menschen als gegensätzliche, abgrenzende Pole oder Punkte im Raum. Hier bin ich und dort ist der andere. Heilenergie kann in jedem Raum walten, einerlei, welche Tätigkeit darin stattfindet. Aber sicher ist einleuchtend, dass ein Raum, in dem Heilungsimpulse gegeben werden oder Heilung stattfinden soll, über eine starke Heilenergie verfügen sollte. Wählen wir deshalb einmal als Beispiel das Verhältnis Therapeut und Patient. Der Therapeut ist der starke Pol, während der Patient den schwächeren Pol bildet.

Die Energie fließt vom stärkeren Energiefeld zum schwächeren, das heißt vom Therapeuten zum Patienten. Rein kräftemäßig, ohne jegliche Wertung, ist dies eine hierarchische Ordnung, wie sie dem geometrischen Raum entspricht.

Menschen können sich aber auch als einzelne Kräfte in einem gemeinsamen größeren Kraftfeld erfahren. Um beim Beispiel Therapeut – Patient zu bleiben: Beide bilden ein gemeinsames Kraftfeld, wobei das Feld jedes Einzelnen auf das des anderen einwirkt. Das bedeutet ein Zusammenwirken, wobei der Patient am Prozess der Heilwerdung ebenso beteiligt ist wie der Therapeut oder Heiler. Diesen Denkansatz versuchen wir in der Ganzheitsmedizin zu verwirklichen.

Es besteht noch die dritte Möglichkeit, dass sich Menschen im „Über-Raum" begegnen, also auf der spirituellen Ebene. Von dieser Warte aus ist es kein Zufall, auf welchen Therapeuten ein Patient trifft, es ist Bestimmung und Führung. Auch aus der Sicht des Heilers ist es nicht zufällig, welche Menschen in seine Praxis finden.

Der Raum ist ein selbstständiges Wesen, in dem Kräfte aus ganz unterschiedlichen Ebenen wirken können. Gleichzeitig macht ein Raum das möglich, was wir Begegnung nennen. Wir entscheiden letztendlich, wie diese Begegnung aussieht, und dabei spielt der Raum, den wir für sie bieten, eine wichtige Rolle.

Dazu ein paar Beispiele:

Da steht in einem Behandlungsraum ein alter, gewichtiger Schreibtisch, hinter dem der Therapeut nicht nur sitzt, sondern residiert. Wie wird die Begegnung mit dem Patienten höchstwahrscheinlich ablaufen? Es wird eine klare Zuteilung der Rollen stattfinden, wie wir das aus dem geometrischen Raum kennen. Hier der schwache, hilfesuchende, ratlose, nehmende Patient und hinter dem Schreibtisch der wissende, gebende, starke Therapeut.

Das ist die eine Möglichkeit. Die andere ist, dass der Schreibtisch für den Therapeuten ein Hilfsmittel der Abgrenzung bietet, vielleicht um nicht zu direkt die Emotionen des Patienten zu erfahren oder eine objektive Wahrnehmungshaltung zu festigen. Es kann auch sein, dass der Schreibtisch vom Vater des Therapeuten stammt und der Sohn oder die Tochter nun einen Teil der Arbeitskraft aus der Tradition und Erfahrung zieht, die im Schreibtisch latent und symbolisch verborgen ist.

Nehmen wir einen anderen Behandlungsraum, in dem eine viereckige Liege für die manuelle Therapie bereitsteht. Sie bildet das Zentrum des Raumes. Aber wie sieht es drum herum aus? Der Patient soll sich hier entspannen, der Behandlung hingeben und volles Vertrauen gewinnen. Nun entscheidet es sich, ob es dem Therapeuten gelungen ist, die Raumenergie ins Fließen zu bringen und damit auch die eigene Heilenergie. Dazu bedarf es runder Formen oder Bögen. Fehlen sie, kämpft der Therapeut mit der starren, kühlen und verfestigten Raumenergie rechteckiger Raumformen und driftet nach einiger Zeit dem Burn-Out-Syndrom entgegen – wie wir bei etlichen Kollegen feststellen konnten.

Eine Korrektur des Raumes war in diesen Fällen recht einfach: Für das Vorgespräch wurde eine gemütliche Sitzecke mit rundem Tischchen, zwei Polstersesseln in freundlichen Farben eingerichtet. Die Liege bekam einen farbigen Überzug, Bilder mit fließenden Farben wurden aufgehängt. Das veränderte die Raumenergie so, dass sogar die Heizung um ein paar Grad heruntergedreht werden konnte. Der Raum umfing den Patienten jetzt wohlwollend und die Kollegen berichteten, dass die Liege nur noch als Mittel zum Zweck diente und sich ihre Heilenergie ungehindert entfalten konnte. Unnötig zu sagen, dass sich die Patienten schon auf dem Weg vom Runden = Sitzecke zum streng Viereckigen = Liege entspannten.

Ein weiterer Behandlungsraum mag einem Dschungel gleichen. Überall stehen Pflanzen, ein kleiner Springbrunnen plätschert, in einem Aquarium huschen lautlos bunte Fische herum. Der Patient betritt diesen Raum und sucht den Therapeuten. Der Raum ist voll „grüner Energie". Es kommt darauf an, wie viel von dieser Energie anwesend ist. Sie kann sofort entspannend und heilsam wirken, wenn freie Plätze zu erkennen sind, beispielsweise der Platz der eigentlichen Begegnung von Therapeut und Patient an einem Tisch oder in einer Sitzecke.

Zu viele Pflanzen können aber auch verwirrend wirken, weil die geometrischen Strukturen des Raumes von fallenden, runden, bogenförmigen Formen der Pflanzen überlagert sind.

Man verstehe uns recht, es geht hier nicht um Bewertung, was eine gute oder schlechte Raumausstattung sei, es geht um Energien. Der Raum stellt uns eine latente Fülle an Möglichkeiten zur Verfügung, in der sich unser eigenes Potenzial der Schöpferkraft entfalten kann. Gäbe man zehn Menschen einen Raum, den sie für sich einrichten sollten, entstünden zehn verschiedene Möglichkeiten der Raumgestaltung. Ein Raum kann jedem entsprechend seinen Potenzialen die passende Inspiration bieten. Es gibt also nicht den perfekten Heilungsraum an sich, sondern er will gestaltet werden und soll die Heilenergie des Therapeuten verstärken.

Deshalb sollten sich besonders Therapeuten standardisierten Ausstattungen nicht unterwerfen, wie sie zum Beispiel in Arztpraxen üblich sind. Das sind kollektive, funktionale Normen, die angeben, wie ein Raum für eine bestimmte Berufsgruppe zu sein hat. Wichtiger ist es darauf zu achten, welche Bedürfnisse des Arztes, Heilpraktikers, Geistheilers oder Therapeuten erfüllt werden sollten.

Der Raum ist ein Ausdruck der Energien der Person, die diesen Raum erschafft und belebt. Und sie ist sein Angebot der Begegnung mit anderen Menschen. Daher ist ein Raum stets individuell, aber auch auf Beziehung ausgerichtet. Das gilt für jeden Berufszweig, in dem sich Menschen begegnen. Ein Geschäftsmann, Lehrer oder Künstler kann seinen Hauptwirkungsort in einen Heilungsraum verwandeln, wenn er sich darüber klar wird, ob er in Resonanz mit der Raumenergie ist und ob der Raum das verkörpert, was er von seinen Qualitäten, Fähigkeiten, Gaben und Talenten, kurzum: von seinen positiven Potenzialen ausdrücken möchte.

So wie der Mensch, der in einem Raum wirkt, muss sich auch der Raum selbst regenerieren können, damit sich seine heilsame Atmosphäre erhält und damit er nicht im Laufe der Zeit zum „Leidensraum“ mutiert. „Proportion und atmosphärische Harmonie“ heißt das Geheimnis, das die Energie eines Raumes in Balance hält.

Große Harmoniker wie Johannes Kepler haben die Maßverhältnisse des Kosmos erforscht, der Goldene Schnitt ist eine bekannte Tatsache. Aber es geht hier nicht um Raummasse, denn wer baut sich schon selbst einen Arbeitsraum? Es geht um die Proportionen in uns selbst, die letztendlich auch die Proportion in der Raumatmosphäre bestimmen. Das erzeugt die heilsame Wirkung eines Raumes. Es geht also nicht alleine darum, dass wir einen hübschen Raum haben, damit wir uns in seiner Atmosphäre während der Arbeit wohl fühlen. Wir brauchen den Raum als Kommunikationsmittel, als Heilungsfeld und Energieträger.

Es ist keine große Kunst, eine Raumatmosphäre zu imprägnieren. Sie ist so, wie wir denken, fühlen und handeln. Wie ein Raum schwingt, hängt also vom Bewusstsein ab, das unser Tun lenkt. Raumharmonie kann auch in schlecht proportionierten Räumen entstehen, wenn sie von einem in sich ruhenden Menschen erzeugt wird, der zugleich schöpferisch ist und einen Ausgleich zwischen Tun und Lassen findet.

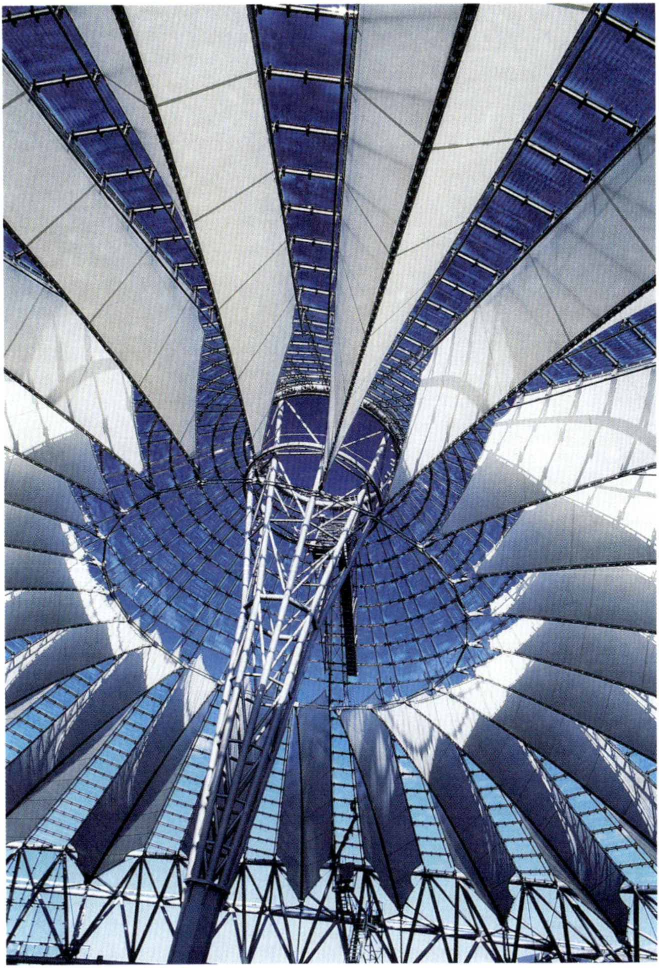

3. Das Raumzeitgedächtnis

Seit wir Menschen sesshaft geworden sind, können wir es uns leisten, mehrere Räume zu bewohnen und ihnen bestimmte Funktionen zuzuordnen. Man kann sogar sagen: Je wohlhabender jemand ist, desto mehr Räume bewohnt er bzw. er verteilt seine Tätigkeiten auf mehrere Räume. Ein Raum erhält seine Bestimmung durch einen Prozess, der zum Beispiel folgende Schritte enthält: Wahl des Raumes für ein Arbeitszimmer, Wahl einer neutralen Tapete oder Wandfarbe, passendes funktionales Mobiliar, passende Lichtverhältnisse, Verrichtung der gewünschten Arbeit. Die Wiederholung der Tätigkeit in einem Raum – Schlafen, Kochen, Baden, Freunde empfangen, Hobby ausüben, Meditieren usw. – lädt ihn mit der entsprechenden Energie auf. Es entsteht ein Energiefeld oder in der Sprache der Lebens-Physik (life-physics) ausgedrückt: eine Raumzeitstruktur. Diese Raumzeitstruktur füllt einen Potenzialraum. Ist er ausgefüllt, tritt ein Naturgesetz in Kraft, nämlich die Manifestation der Raumzeitstruktur. Das energetische Potenzial wird erfahrbar, sichtbar, hörbar. Das ist der Moment, in dem wir das Gefühl haben, ein Raum werde lebendig. Man geht hinein und wird mit einer aufbauenden, inspirierenden Energie empfangen. Man setzt sich sozusagen in eine vorbereitete, selbst erschaffene Energiehülle. Diese erleichtert einem den Einstieg in die Tätigkeit.

Diese Erfahrung hat man sich in allen spirituellen Schulungen des Ostens zunutze gemacht. Wenn nämlich in einem bestimmten Raum meditiert wird, erfahren die Meditierenden zweierlei: Inspiration, wenn sie wach und in sich ruhend sind und Vitalenergie, wenn sie müde oder unkonzentriert oder in einer schwierigen Verfassung sind. Man betritt vielleicht den Meditationsraum mit dem Gefühl, das habe alles keinen Sinn, man komme nicht voran usw. Kaum hat man sich auf seinen Platz gesetzt, umhüllt einen eine positive, heilsame Energie und die Wolken des Ego-Bewusstseins verflüchtigen sich.

Das Gleiche kennen wir auch von Künstlern. Wenn sie inspiriert sind, scheint der Raum kaum eine Rolle zu spielen. Aber sobald sie aus ihrer Mitte geraten sind, den Sinn und Erfolg ihres Tuns anzweifeln, ist es ihr Atelier oder Schreibzimmer, das Energie bereitstellt, die sie in Zeiten innerer Sammlung und Kreativität aufgebaut haben.

Es ist die innere Intention, mit der wir einen Raum aufladen. Er erweist sich als lebendiges Wesen, weil wir ihn kraftvoll machen durch unsere innere Haltung und die daraus folgende äußere Handlung.

Solch ein Raum ist ein wundersames Wesen, denn er ist lernfähig. Wir erinnern uns, wie wir als Studenten nur einen einzigen Raum zur Verfügung hatten. Darin wurde geschlafen, gegessen und geübt oder studiert. Ein äußerlich begrenzter, materieller Raum kann in sich verschiedene geistige Räume bergen. Als Mensch kann ich alle übrigen Funktionen ausblenden und dank der Intention und Konzentrationsgabe Räume im Raum schaffen. Das bedeutet, dass man mehrere Potenzialräume mit verschiedener Raumzeitstruktur in einer definierten Raumgröße erschaffen kann. Das war für viele Generationen der sozialen Mittel- und Unterschicht ganz selbstverständlich. Da wurden zum Beispiel in der Küche Schulaufgaben gemacht, weil es der einzige warme Raum war. Oder im Wohnzimmer spielten die kleinen Kinder, während die Erwachsenen sich unterhielten.

Der Raum im Raum ist etwas sehr Wichtiges, denn wir platzieren nicht zufällig bestimmte Funktionsmöbel an bestimmten Orten. Sobald wir den richtigen Platz für Tisch und Stuhl, Staffelei, Bett oder Herd gewählt haben, erschaffen wir das Zentrum des Potenzialraumes und damit das Zentrum unserer Intention. Indem wir immer wieder an diesen Platz im Raum zurückkehren und dort etwas Bestimmtes tun, lädt er sich auf. Die Qualität unserer Arbeit ist daher nicht so sehr von der Raumgröße abhängig, sondern von der Lokalisierung, Intention und Intensität unseres Tuns in einem Raum.

Wir betonen diese Zusammenhänge, weil wir in der Praxis – so wie viele Kollegen auch – Menschen begegnen, die durch ihren Lebens-Raum krank geworden sind. Schließen wir einmal geopathische Störfelder oder beengte Wohnverhältnisse aus, sind es die krankmachenden Raumzeitstrukturen, die sich eines Tages im Bewohner manifestieren. Der Raum im

Raum wird krank. Das bedeutet: Der menschliche Raum = Organismus spiegelt wider, welche Raumzeitstruktur = Gedankenmuster sich im physischen Raum = Zuhause über längere Zeit = chronisch aufgebaut haben. Der Beginn einer chronischen Krankheit liegt immer im mentalen Bereich, in den Gedankenmustern, die sich zu Glaubenssätzen formieren. Was aber genauso gilt: Jede Heilung MUSS in der Veränderung des Denkens beginnen. Mehr noch: Das Bewusstsein muss sich ändern, das impliziert Denken, Fühlen und Handeln. Ein Heilungsprozess ist so gesehen die Erschaffung einer neuen Raumzeitstruktur in dem Lebensraum, in dem eine krankmachende Mentalenergie entstanden war. Nach dem Gesetz, dass „die höhere Schwingung heilt", sind es die positiven Potenziale, die im Patienten erweckt werden und die die alten Gedankenmuster verwandeln. Heilung ist ein Verwandlungsprozess auf allen Seinsebenen eines Menschen. Heilung findet in der Regel zu Hause statt. Sind die Lebensverhältnisse so starr und die Raumzeitstrukturen so undurchdringlich, dass Heilung nicht geschehen kann, gelingt es Patienten auf bewunderungswürdige Weise immer wieder, ihre ganze Lebensenergie in dem Entschluss zu bündeln. Sie verlassen Haus, Familie und Wohnort und beginnen „ein neues Leben". Das bedeutet vor allem eine räumliche Veränderung. In einer neuen Umgebung lässt sich angesichts einer niederschmetternden Diagnose leichter eine neue Raumzeitstruktur durch Denken, Fühlen und Handeln aufbauen als im gewohnten Umfeld. Verwandlung im Heilungsprozess erfasst immer die mentale Ebene, die Gefühlsebene, die sich daraus ergibt und die materielle Umgestaltung des unmittelbaren Lebensraumes. Da werden Räume neu definiert, umgeräumt, neu gestrichen oder tapeziert, Keller ausgeräumt oder ein Dachgeschoss ausgebaut – was auch immer. Die Heilung eines chronisch Kranken erkennen wir an den sichtbaren und spürbaren Veränderungen, die er oder sie aus eigenem Antrieb vornimmt. Das ist der Moment, in dem sich eine neu erschaffene Raumzeitstruktur in ihrem Potenzialraum manifestiert.

Wenn wir das einmal von höherer Warte aus betrachten, spielt das „Verschwinden von Symptomen" plötzlich nicht mehr eine so große Rolle wie in der konventionellen Medizin oder auch Homöopathie. Der geistige Raum/das Bewusstsein manifestiert sich im Lebensraum oder Wohnraum und dieser im Körperraum dessen, der darin lebt. Die Fixierung auf externe Hilfen in Gestalt von Medikamenten verschleiert diese Zusammenhänge. In der Ganzheitsmedizin achten wir viel mehr auf die sichtbaren und hörbaren VERÄNDERUNGEN, die die Patienten durchlaufen und diese beinhalten immer den Wandel im Denken, Fühlen, Verhalten und Handeln aufgrund ihres neu erschaffenen Potenzialraums. Der ist es auch, der sie trägt, wenn sie wankelmütig, unsicher und verzagt sind. Darum legen wir Wert darauf, dass sich ein Patient von Anfang der Behandlung an einen Heilungsraum erschafft, einen inneren und einen äußeren. Wenn wir sagen, ein Raumwesen sei lernfähig, so zeigt sich genau das in dieser Veränderung: Der Patient fängt an, neue positive Gedankenmuster zu erschaffen, dann fühlt er sich anders und besser und handelt aus dieser neuen Erfahrung heraus anders als zuvor. „Früher bin ich immer sofort ausgerastet, wenn meine Tochter abends zu spät nach Hause kam. Jetzt reagiere ich gelassen und frage, was sie erlebt hat, wo sie war." Der Patient muss selbst die Veränderung spüren und erleben. Das baut ihn auf, macht ihn Schritt für Schritt sicherer. Heilung ist ein vorwärts orientierter Vorgang in eine neue Zukunft hinein.

Fassen wir das Gesagte noch einmal zusammen:

Ein Raum wird lebendig und seiner Bestimmung zugeführt, indem in ihm Gedankenstrukturen eines Menschen oder mehrerer Menschen über längere Zeit gespeichert werden. In der „Lebens-Physik", der sogenannten life physics, spricht man von „Verschränkungsmuster" oder „Rückkopplung an sich selbst".

- In der life physics spricht man von in Raum und Zeit erschaffenen Strukturen, die nach Manifestation drängen.
- So entsteht ein Potenzialraum, der aus sich selbst energetisch schöpft.
- Der Potenzialraum, erschaffen aus einem Muster von Verschränkungen, drängt zur Verwirklichung.

- Der Potenzialraum manifestiert sich in unsere sichtbare, dualistische Welt hinein.
- Ein Verschränkungsmuster entspricht dem Unterbewusstsein und macht es durch das, was einem begegnet, erfahrbar.
- Das menschliche Gehirn ist ein riesiger „Verschränkungsapparat“ und ist in der Lage, alles zu erschaffen, was seinem Bewusstsein entspricht.
- Du wirst zu deiner Raumzeitstruktur und erschaffst dir deine Realität.
- Einen Potenzialraum zu ändern heißt, ein neues Verschränkungsmuster zu erschaffen.

Wie kann eine solche Veränderung herbeigeführt werden?

Dazu bedarf es zweier gleichzeitig einsetzender Prozesse, von innen nach außen und von außen nach innen. Da ist zum einen der Raum, der von einem Menschen neu gestaltet werden kann, sei es durch einen neuen Wandanstrich und/oder eine Umräumung oder Umfunktionierung des Mobiliars. Hierbei setze ich voraus, dass geopathische Störfelder beachtet und behoben werden. Das ist das äußere Energiefeld, in dem sich der Mensch bewegt und das ihn positiv aufbauen sollte.

Dann ist das zum andern der Mensch selbst, der von innen nach außen insofern aktiv wird, als er ein neues mentales

Verschränkungs- oder Rückkopplungsmuster erschafft und ernährt. Schauen wir uns das näher an.

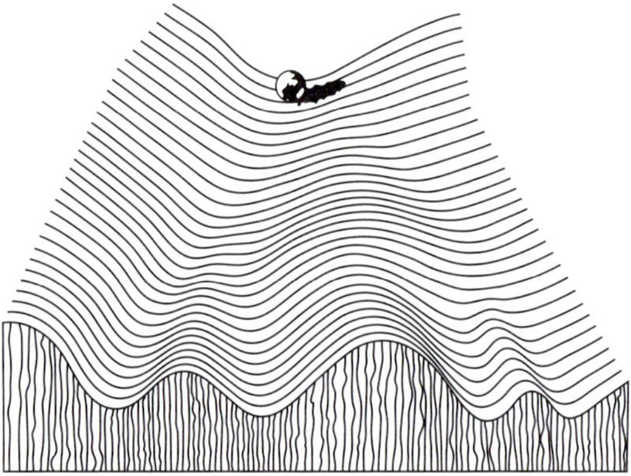

Abb. 2 Flexibilität im Denken

Abb. 2 zeigt eine schematisierte Darstellung von Denkvorgängen. Die Kugel ist das Symbol für einen Gedanken. Die Frage ist, in welche „Kanäle“ oder „Chreoden“ er gelangt. Die Gehirnlandschaft hat Berge und Täler. Bei einem toleranten Menschen sind sie flach, sodass der Gedanke verschiedene Bahnen wählen kann. Die sanfte Hügellandschaft erschafft sich der Mensch selbst, indem er flexibel, vernetzt, ganzheitlich und kreativ denkt. Im Sprachgebrauch äußert sich diese Haltung in Aussagen wie „Kann so sein, kann auch ganz anders sein“ oder „Aha, so habe ich das noch gar nicht betrachtet, ich denke mal darüber nach“ oder „Interessant, ich gehe dem mal nach und bin gespannt auf eine neue Erfahrung." Hierbei bleibt das Bewusstsein wach und bereit für Wissen aus erster Hand = eigene Erfahrung, eigenes Erleben.

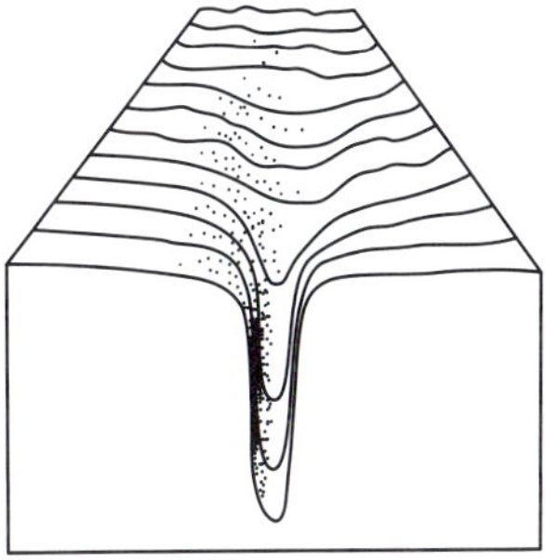

Abb. 3 Oft benutzter Gedankengang

Abb. 3 stellt einen oft benutzten Gedankengang dar. Solche Chreoden, die zunächst flach beginnen und dann in einer Vertiefung enden, besitzt jeder Mensch, denn aufgrund eigener Erfahrungen bilden sich Bahnen, die auch eine gewisse Sicherheit bieten. Doch bleibt bei diesem Beispiel durch die flache Mulde zu Beginn eine Offenheit und Bereitschaft, Dinge auch anders zu betrachten, diese kommt aber dann zu dem Schluss des Altbewährten.

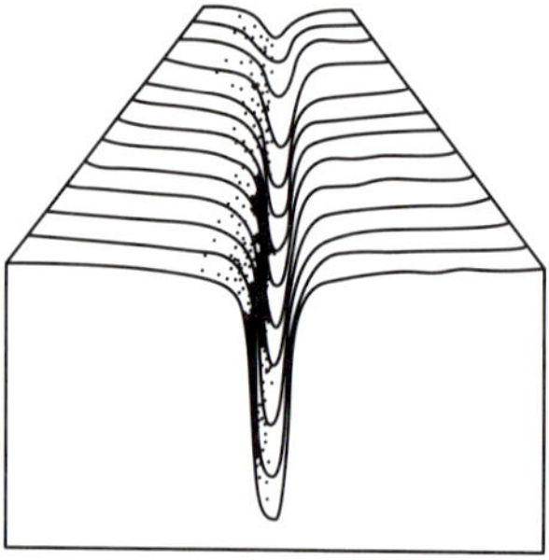

Abb. 4 Vorgegebener Gedankenkanal

Abb. 4 stellt eine Chreode dar, die bei festgefahrenen Gedankengängen entsteht. Da ist kein Raum mehr für eine andere Möglichkeit. Ein Gedanke rastet sofort in eine gewohnte Spur ein und erzeugt eine Fixierung. Diese äußert sich in Aussagen wie „Nur so ist es richtig" oder „Nur das klassische Ballett ist das richtige Ballett" oder „Ich vertrete die reine Lehre" oder „Das ist die einzig gültige Wahrheit" usw. Hier werden alle anderen Möglichkeiten ausgeschlossen, weil sie dem eigenen engen Sichtfeld nicht entsprechen. Die Ausschließlichkeit und Ausgrenzung des Andersartigen führt in die Destruktion, so auch in die Demenz.

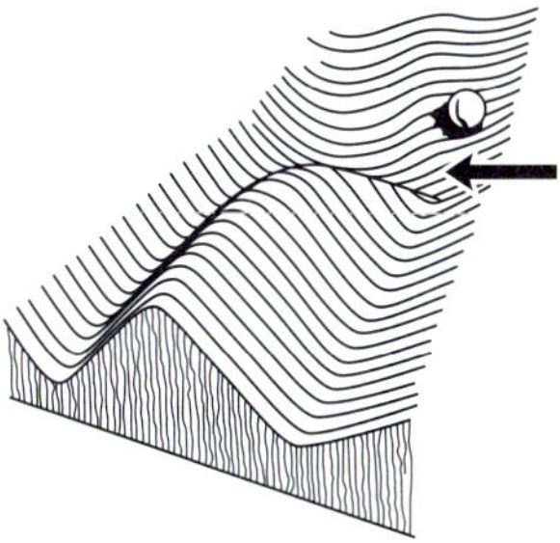

Abb. 5 Der vorgegebene Denkweg

Auf Abb. 5 sehen wir die Fixierung noch einmal schematisch. Der Gedanke = Kugel kommt an eine Wegkreuzung und gerät in die Anziehungskraft der tieferen Chreode. Es besteht an dieser Wegscheide aber auch die Möglichkeit, einmal einen neuen Denkweg zu wählen und infolgedessen eine neue Erfahrung zu machen. Je verbohrter ein Mensch ist, je verbissener er an Dogmen und Lehrsätzen festhält, desto leichter gehen seine Gedanken die gewohnte Bahn und fixieren sich dadurch immer mehr.

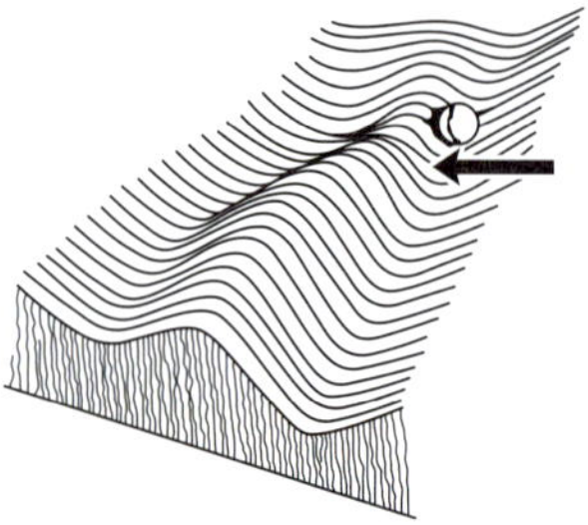

Abb. 6 Neue Wahlmöglichkeiten im Denken

Abb. 6 stellt schematisch das Ziel dar, das wir in einer ganzheitlichen Behandlung anstreben: Neue Erfahrungen im Denken, Fühlen, Verhalten und Handeln. Dazu müssen gar nicht alle Bahnen auf immer verlassen werden. Wie in der Zeichnung zu sehen, wird die vormals tief eingegrabene Chreode flacher, eben deshalb, weil sie seltener benutzt wird. Das Gehirn plastiziert sich ständig neu, je nachdem, wie flexibel wir uns „verschränken" und mental vernetzen. In der Heilung geht es um die Erschaffung neuer Wahlmöglichkeiten. In Abb. 5 sehen wir das Beispiel für Stress – „Keine Wahl, muss jetzt wie immer laufen". In Abb. 6 zeigt sich das Beispiel für „Ich habe die Wahl, da lang oder jetzt anders."

Wie sieht das in der Realität des Alltags aus?

In unserer Praxis und in der vieler unserer Kollegen machen wir uns diese bildhaften Zusammenhänge zunutze und lassen den Patienten zunächst mal sein Selbstbild entwerfen. Dazu stellt er in einer Zeichnung sein Ich in die Mitte und gruppiert Gedanken und Meinungen über sich selbst um das Zentrum herum. Dann wird jeder Punkt mit jedem vernetzt, sodass sich zum Beispiel folgende Verschränkungs- oder Rückkopplungsmuster ergeben:

Das Problem eines negativen Rückkopplungsmusters ist mehrfacher Art. Jedes einzelne Gedankenmuster, das eine tiefe Chreode im „Mentalkörper" und infolgedessen auch im Gehirn gebildet hat, ist an das Ich des Menschen gebunden. Aber auch untereinander sind die Gedankenmuster zu einem Thema wie hier dem des Selbstbildes verbunden. Wird auch nur eines im Alltag des Menschen angeregt, reagiert immer das ganze Selbstbild. Es handelt sich hierbei um den bekannten „Teufelskreis" (Circulus vitiosus), aus dem ein Mensch meint, nicht mehr herauszukommen.

Was die „Physik der lebendigen Systeme" (life-physics) so deutlich vor Augen führt, ist der mentale Zusammenhang, die mentale Vernetzung, die negativ oder positiv genutzt werden kann. Sie ist in stark verlangsamter Form die Widerspiegelung dessen, was in unserem Nervensystem in Bruchteilen von Sekunden dauernd geschieht. Der einzelne negative Gedanke bewirkt nichts Negatives. Wird er aber permanent wiederholt, beginnt der Aufbau einer Raumzeitstruktur nach dem Gesetz der Anziehung – Gleiches zieht Gleiches an. Wo sich erst einmal ein negativer Gedanke fest eingegraben hat, wird er durch ähnliche oder gleiche Gedankenmuster verstärkt.

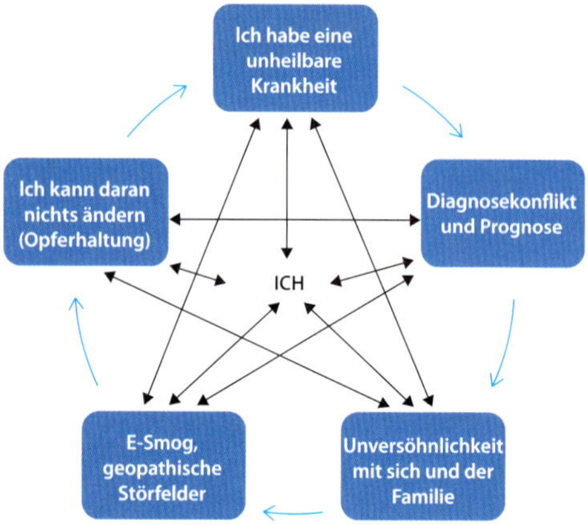

Abb. 7 Negatives Verschränkungsmuster durch Fremdbestimmung

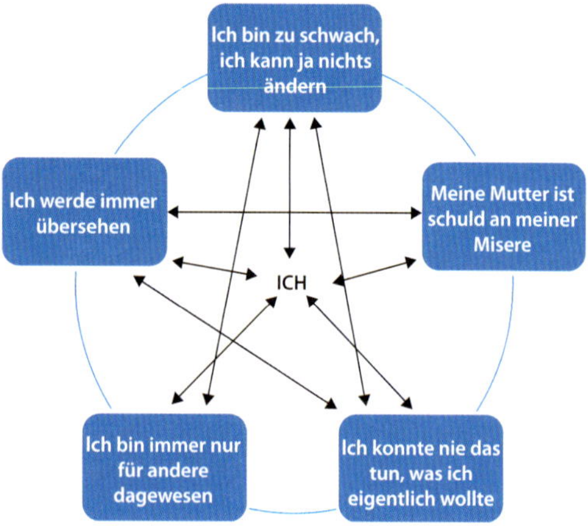

Abb. 8 Negatives Verschränkungsmuster

Die meisten chronisch kranken Menschen haben sich eine Fremdbestimmung zu eigen gemacht. Sie denken nicht mehr selbstständig, sondern kopieren, was andere vorgedacht haben und setzen dadurch Meinungen über sich selbst und die Außenwelt fort, die der eigenen Erfahrung entbehren. Das ist nicht intelligent und nicht der Gehirnleistung gemäß. Unser Gehirn ist auf Lernen im weitesten Sinne angelegt und immer bereit, neue Denkgeleise zu plastizieren.

Das ist auch die positive Botschaft. Denn im Heilungsprozess nutzen wir eben diese Fähigkeit, neue, positive Gedankenmuster zu erschaffen und an das Ich zu koppeln. Hier ein Beispiel aus meiner Praxis, das ein Patient entwarf:

Für jeden, der dies einmal erlebt hat, grenzt es an ein Wunder, wie lebendig ein bewusst verändertes Verschränkungsmuster sein kann. Wiederum ist jedes Gedankenmuster an das Ich gebunden und sind alle Gedanken untereinander vernetzt. Wir sehen in Abb. 9 auch ein schönes Beispiel einer Raumzeitstruktur, die einen Potenzialraum ausfüllt. Wird auch nur ein Detail angeregt, reagiert das Ganze. Das hat für den Heilungsprozess positive Konsequenzen, denn nicht allein die Rückkopplung dient der Verstärkung jedes neu gewählten Denkgeleises. Es kommt die Tatsache hinzu, dass positive Mentalenergie höher schwingt und die höhere Schwingung heilt. So kommt es letztlich auch dazu, dass Krankwerden wesentlich länger dauert als Heilwerden. Gesunde Schwingungen abzubremsen und zu verlangsa-

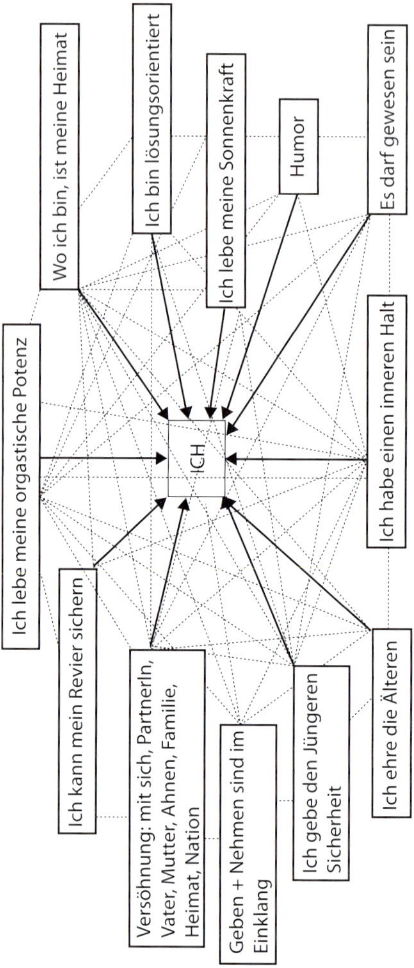

Abb. 9 Ein positives Verschränkungsmuster

men erfordert mehr Aufwand, mehr Zeit, weil das Leben vorwärts orientiert ist und die Lebenskraft von höchster Dynamik ist. Sie will ja Leben erhalten und wir wollen uns als Mensch eigentlich selbst verwirklichen. Deshalb haben wir ja gerade diese Lebensspanne gewählt und uns in diese Zeit, in diese Familie inkarniert. Chronisch Kranke haben bisweilen Jahre und Jahrzehnte gebraucht, um endlich so krank zu werden, dass sie nicht mehr aus eigener Kraft in ihre Mitte finden. In einer ganzheitlichen Therapie benötigen wir erfreulicherweise nicht dieselbe Zeitspanne, um einen Menschen in die Heilung zu begleiten. Wäre es so, würden die meisten Menschen ihre Heilung gar nicht mehr erleben.

Die höhere Schwingung heilt und bringt Heilungsprozesse schneller in Gang. Darum ist es in einer ganzheitlichen Behandlung so wichtig, von Anfang an die Fixierungen, die tiefen Chreoden und das negative Selbstbild eines Patienten zu beachten und in neue Bahnen zu begleiten. Dann ist auch der Patient von Anfang an aktiv an seinem Heilungsprozess beteiligt. Unterstützen wir seine Konsumhaltung – „Machen Sie mal, Sie sind ja die Kapazität“ –, nähren wir sein negatives Verschränkungsmuster. Ohne dieses gegen ein positives auszutauschen, kann keine Heilung stattfinden.

Wie macht der Patient das?

Er bekommt die Hausaufgabe, positive (Wunsch-) Gedanken um ein Ich grafisch zu gruppieren, alles mit allem zu vernetzen und diese kleine Zeichnung bei sich zu tragen. Im Alltagsleben ergeben sich unzählige Situationen, in denen vielleicht der erste Impuls in eine gewohnte Denkbahn tendiert. Jeder Versuch, eine neue Bahn zu wählen, sich mal anders zu verhalten, mal eine neue Erfahrung zuzulassen, hebt die tiefen Chreoden an und erschafft neue Wahlmöglichkeiten. Für die Patienten, die diese Zusammenhänge begriffen haben, dient ihr neues Verschränkungsmuster als Anker.

Vielleicht fallen sie aus Gewohnheit wieder in ein altes Muster zurück. Jetzt merken sie es aber und geloben sich, beim nächsten Mal anders zu reagieren und sich anders zu verhalten. Das ist der eigentliche Durchbruch, der dem neuen Verschränkungsmuster dazu verhilft, immer mehr Fahrt aufzunehmen und mehr Dynamik zu erzeugen. Das äußert sich beim Patienten im wachsenden Selbstvertrauen. Jede Therapieform ist letztendlich nur Butler dieses notwendigen Prozesses. Es mag unendlich viele Heilungsangebote geben, doch sie alle nützen nichts, wenn der Patient sein Denken, Fühlen, Verhalten und Tun nicht verändert. Das wissen wir.

Durch die Ausführungen wird aber sicher klarer geworden sein, dass es mitnichten um das Ablegen einzelner Gedankenmuster geht, sondern um das, was ein Ich an sich koppelt und was einen Potenzialraum füllt. Verwandlung von pathologischen Symptomen in positive Potenziale, Schwinden von Schmerzen, Heilung von schweren physischen und psychischen Wunden, all dies ist der Erfolg eines positiven Verschränkungsmusters. Es hat die Kraft, alle verfügbaren Selbstheilungsprogramme des Organismus und des Bewusstseins zu aktivieren. Das nenne ich einen erfolgreichen Heilungsprozess. Werden nur die Symptome behandelt, kommt es zu Rückfällen. Rückfälle in eine ähnliche Symptomatik zeigen, dass immer noch alte Verschränkungsmuster aktiv sind, dass der Konflikt hinter der Organmanifestation ungelöst ist. Die krankmachende Information ist noch im System. Da nützt es nichts, erneut die Symptome zu behandeln. Es lohnt sich für jeden Therapeuten, darüber gründlich nachzudenken!

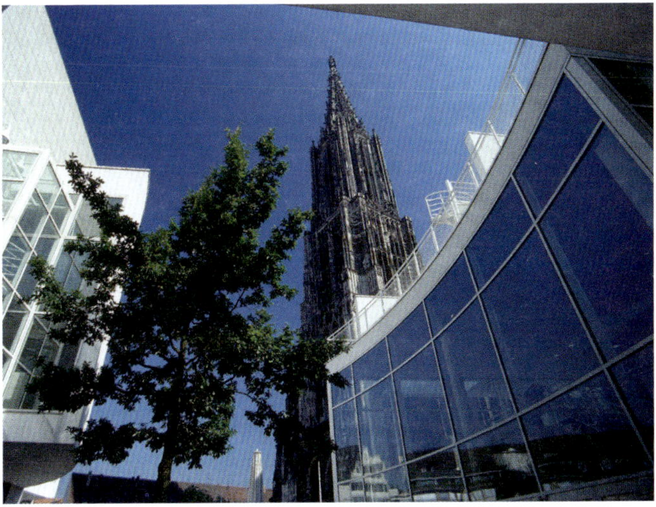

4. Raumharmonie mit Homöopathie

Dieses Kapitel widmet sich der heilenden Wirkung von außen nach innen. Im vorigen Kapitel ist sicher deutlich geworden, wie wichtig die geistige Haltung eines Menschen ist und wie sinnvoll es ist, achtsam in seinem Denken zu sein.

Da wir uns die längste Zeit in Räumen aufhalten, spielt die Wandfarbe oder Anstrichfarbe eines Raumes eine bedeutende Rolle. Sicher ist das auch ein Thema der Farbe. Doch ist ein im milden Gelb gestrichener Raum nicht automatisch harmonisch, ein blau gestrichener nicht automatisch entspannend. Wir haben gesehen, wie stark ein Raum durch die Mentalenergie eines Menschen aufgeladen oder geleert werden kann. Die farbige Gestaltung von Wänden liegt meistens im Bereich von Pastellfarben und erzeugt dadurch schon eine milde Atmosphäre oder Raumenergie. Das muss aber noch nicht zwingend zur Raumharmonie führen. Dazu bedarf es weiterer Informationen, die in der Farbe bzw. in den Wänden gespeichert werden sollten. Eine naheliegende Idee, die in der homöopathischen Behandlung bereits Anwendung findet, ist die Aufstellung einer Arznei, um eine bestimmte heilsame Energie zu verstärken. So habe ich zum Beispiel *Aurum* XM in einem Raum bei einer Patientin aufstellen lassen, um sich mit dem Feinsten und Besten ihres Wesens zu verbünden. Sie war eine starke Persönlichkeit, glaubte aber nicht daran, weil man ihr von Kind auf eingetrichtert hatte, sie sei zu unbegabt, zu langsam und nicht intelligent genug für eine anspruchsvolle Tätigkeit. Sie wurde von mir homöopathisch aufgrund der Krankheit mit mehreren Arzneien im Laufe des Heilungsprozess behandelt. Als begleitende Raum-Energie tat *Aurum* wundervolle Dienste in ihrem Büro, in dem sie sich vormals leicht von ihrem Vorgesetzten verunsichern ließ. Sie spürte die Resonanz zwischen ihrem inneren Goldwert und der Gold-Information in der Atmosphäre und schilderte, wie ihr Tag für Tag mehr Selbstvertrauen und Kraft zuwuchs.

In einem anderen Beispiel ging es um einen Lehrer, der meinte, sich nie richtig entscheiden zu können. Wenn er sich dann endlich für einen Weg oder eine Sache entschieden hatte, kam er entweder zu spät oder er hatte kein Glück. *Natrium muriaticum* war zwar das passende Mittel für seine eigene Problematik. Als er aber schilderte, die Unentschlossenheit überfalle ihn besonders beim Korrigieren von Schularbeiten seiner Schüler, wenn er zu Hause in seinem Arbeitszimmer saß, empfahl ich, *Lycopodium* C 1000 in den Raum zu stellen. Auch hier spürte der Patient die Resonanz zwischen seinem Potenzial der Sorgsamkeit und der Kraft des Mittels, die Mitte zu finden, bei sich zu bleiben und von diesem sicheren Hort aus Entscheidungen zu treffen.

In einem dritten Beispiel ging es um chronische Müdigkeit einer jungen Patientin, die völlig überarbeitet war durch ihren Karrierewahn. Sie litt unter unregelmäßiger Menstruation und melancholischer Verstimmung. Ich spürte bei ihr aber Humor und Lust, aus konventionellen Bahnen auszubrechen. Durch die dauernde Schlappheit kamen diese Potenziale aber nicht zum Tragen. Sie bekam rhythmische Atemübungen verordnet und Anweisungen zur Heilnahrung, weil sie sich nicht gut ernährte. Die Arznei *Hyoscyamus* XM empfahl ich für die Raumenergie. Ich sah diese Arznei zum einen als Simile zu ihren momentan noch verschütteten Potenzialen, aber auch als Gegensatz zu der momentanen Lebenssituation. Wie immer entscheidet die Erfahrung und sie lehrte auch hier, dass die Patientin eine starke Resonanz „in der Luft" spürte und vor allem dies sie motivierte, ihren Lebensraum zu ändern.

Sie strich die Wände ihres Arbeitszimmers neu, kaufte stets frische Blumen und änderte auch mit Hilfe der Ernährung und Atemübungen ihren Lebensstil.

Es gäbe noch viele Beispiele zu berichten, weil wir nie den Patienten isoliert von seinem unmittelbaren Lebensumfeld betrachten. Dazu gehören für uns nicht nur Partner und Familienangehörige, sondern auch Räume, Lebens-Räume, in denen der Patient agiert, ruht und schläft. Die Atmosphäre in diesen Räumen behandeln wir oft mit, weil Räume für uns lebendige Organismen sind. Wie zuvor geschildert, besitzen sie sowohl ein Gedächtnis als auch eine Ausstrahlung. Das machen wir uns in der Ganzheitstherapie zunutze und sehen am Erfolg, dass wir damit richtig liegen.

5. Homöopathie für Boden und Wandanstrich

Mir fehlte noch ein Mosaikstein in einem Gesamtbild von Mensch und Raum. Ich fand ihn unverhofft in Japan. Die japanische Architektur und Raum- und Gartengestaltung ist selbst in den bescheidensten Wohnstätten und Gärtchen von einer bestechenden Ästhetik. Shintoismus und Buddhismus durchdringen auch noch heute das hypermoderne Japan. So nimmt es nicht weiter wunder, dass die Innovatorin der Homöopathie und Vorsitzende der „Japan Royal Academy of Homoeopathy", Dr. Torako Yui, auf eine genial einfache Idee kam, Räume zu harmonisieren. Um diesen Geniestreich zu verstehen, möchte ich etwas ausholen.

Japanische Homöopathen haben das Glück, die Homöopathie sozusagen „von der Pike auf" zu erlernen. Dr. Yui hat Ländereien auf der nördlichen Insel Hokkaido gekauft, wo Heilpflanzen angebaut, getrocknet und weiter verarbeitet werden. Homöopathen lernen zu jäten, zu ernten, Tinkturen, Tees und Salben herzustellen. Nachdem diese Initiative sehr erfolgreich war, unternahm Dr. Yui ein Wagnis, nämlich Äcker mit ausgelaugten Böden für wenig Geld zu erwerben. Die Bauern waren froh, das nutzlose Land los zu sein, trauten aber ihren Augen nicht, als die Äcker nach zwei Jahren reiche Ernte bescherten. Was war passiert?

Dr. Yui lud Homöopathen ein, die singend und stampfend über die Erde gingen, dann wieder am Feldrand sitzend Weisheitssutras des Shintoismus und Buddhismus rezitier-

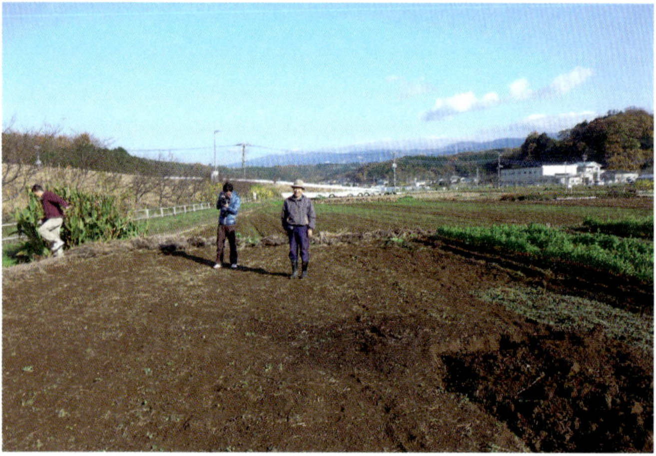

Abb. 10 Urbarmachung des Bodens

ten, um „Mutter Erde zu wecken". Wir im Westen hätten sicher zuerst jedem einen Spaten in die Hände gedrückt und die Anweisung gegeben, den Acker umzugraben. Oder wir hätten bequeme Maschinen eingesetzt, um den Boden zu pflügen. Torako Yui erklärte aber, die Erde sei im höchsten Grade durch Monokultur verletzt worden und habe sich tief in ihr Inneres zurückgezogen. Nun müsse sie durch Singen (in der chinesischen Medizin die Lautäußerung des Erdelements) und rhythmisches Trommeln geweckt werden.

Dann folgte der nächste Schritt, die Heilung des ausgelaugten Bodens. Dazu wählte sie homöopathische Arzneien, die ei-

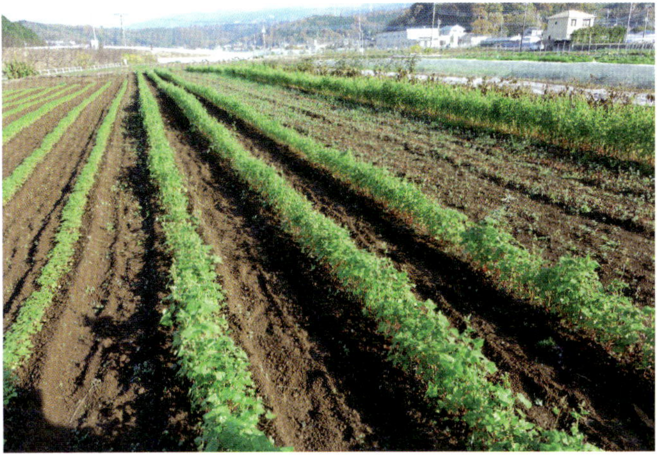

Abb. 11 Ein ertragreicher Acker mit Buchweizen für die Krebstherapie

nerseits die Bodenbeschaffenheit stimulieren wie *Clay*, *Carbo vegetabilis* und andererseits die Magnetfelder ausgleichen wie *Magnetum arcticum* und *Magnetum australium*. Sie fügte den Lichtbringer *Hypericum* hinzu und kam auf die glänzende Idee, auch den Erdstoffwechsel durch eine Darmnosode anzuregen wie *Bacillus mutabile Paterson*. Die Krönung war jedoch die homöopathische Information eines shintoistischen und buddhistischen Weisheitssutras. Daraus ergab sich ein hoch wirksames Komplexmittel, das sie mitsamt einer Lösung von EM (Effektiven Mikroorganismen, einer japanischen Errungenschaft) auf die Felder sprühen ließ.

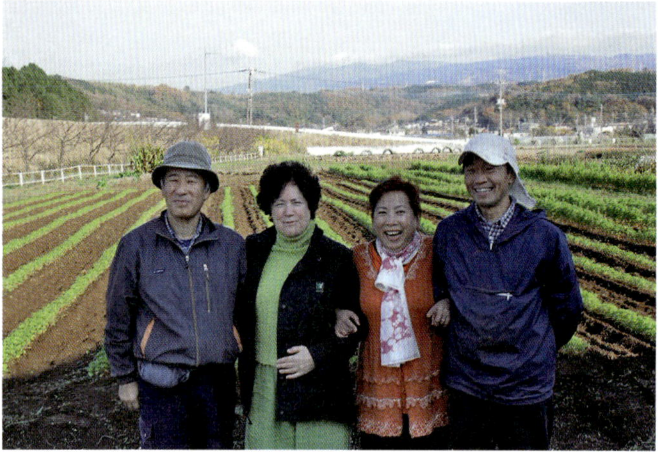

Abb. 12 Dr. Yui, ihre angestellten Bauern und Rosina Sonnenschmidt 2009

Der Erfolg war so groß, dass die Bauern der umliegenden Ländereien Interesse fanden an der unkonventionellen Art des Ackerbaus und zum Teil ihre eigenen Felder mit der Methode und dem homöopathischen Komplexmittel versorgten und zum Teil bei Dr. Yui eine neue Anstellung fanden. Es handelte sich ausnahmslos um ältere Bauern, die schon ab dem 40. Lebensjahr an Rücken- und Gelenkschmerzen litten. Sie wurden zuerst homöopathisch behandelt und wurden beschwerdefrei. Das überzeugte sie so sehr, dass sie sich für Homöopathie interessierten und zudem erfreut waren, dass die Arzneien auch für die Bodenbehandlung hilfreich sind.

Inzwischen haben auch bei uns Hobbygärtner das japanische Komplexmittel erprobt und erlebt, dass die heilsame Botschaft auch von unserem Boden, von unserem Teil der Erde verstanden wird.

Der nächste Schritt, ganzheitlich zu denken und kreative Lösungen für das Lebensumfeld von Menschen zu finden, widmete sich den Räumen. Dr. Yui erklärte mir, dass infolge der Atombombenabwürfe in Hiroshima und Nagasaki immer noch viele Menschen mit Krebs und Autismus geboren werden. Während die Krebskranken eher unter Antriebslosigkeit leiden, gibt es unter den autistischen Kindern unkontrollierte aggressive Reaktionen. Das war der Auslöser für die Homöopathin, über das Thema „Raumharmonie" nachzudenken. Auch aus dem Bereich der Veterinärmedizin hörte sie immer wieder, dass Tiere ausrasteten und die Praxis verwüsteten. Sie erklärte mir:

„Ich erkannte, was für die Erde gut ist, muss auch für einen Raum auf ihr gut sein. Der Boden, auf dem wir stehen, sitzen und liegen, die Decke, die uns beschützt und die vier Wände, die einen Rahmen geben, sollten eine harmonische Energie bilden. So kam ich auf die Idee, homöopathische Arzneien für diese Raumfunktionen zu komponieren. Der Erfolg spricht für sich. Unsere Patienten beruhigen sich sehr schnell, sind entspannt und die Kinder sind aufnahmebereit für meine Anweisungen."

Als eine dem Shintoismus zugewandte Person ging sie ganz selbstverständlich davon aus, dass alle Dinge beseelt sind. Welche Elemente sind in der Erde, im Boden vorhanden? *Silizium* und *Kalzium* wurden in der Komposition ebenso verwendet wie *Alumina*, *Carbo vegetabilis* und *Carbo animalis*. Die Elektrizität (*Electricity*) wurde ebenso bedacht wie die Fruchtbarkeit (*Gossypium herbaceum*) und die Kraft des Energieflusses aus dem Pflanzenreich (*Arnica*). Wieder wurden zwei Weisheitssutras als homöopathische Information beigegeben.

Diese Mischung wurde in die Mineralwandfarbe gegeben, mit der man Wände und die Decke von Behandlungsräumen und von privaten Wohnräumen strich. Wurden Tatami-Matten auf dem Boden ausgelegt oder Fliesen verlegt, so wurde die Mischung unter den Bodenbelag gesprüht.

Auch hier sprach der Erfolg für sich. Dr. Yui wollte nicht nur den Beweis für die Extremsituation mit aggressiven Menschen- oder Tierpatienten. Sie bedachte auch die Tatsache, dass Menschen in ihrem privaten Umfeld krank werden. Als ich während eines Seminars darauf hinwies, dass die Heilung unserer Patienten zu Hause stattfinde, stieß ich bei den japanischen Homöopathen offene Türen ein. So dient denn das Komplexmittel auch für den häuslichen Bereich, wenn dort renoviert wird, um eine ausgeglichene Atmosphäre zu erzeugen. Dazu muss man wissen, dass die meisten Japaner sehr beengt leben und wenig Privatsphäre genießen, da die Papierwände hellhörige Räume schaffen. Dadurch bauen sich Spannungen auf, die die moderne Frau, der moderne Mann nicht mehr selbstverständlich hinzunehmen bereit sind. Das gilt besonders für junge Leute, sodass auch privat Aggressionen viel häufiger nach außen ausgetragen werden als das früher der Fall war. So hat denn das homöopathische Komplexmittel für Raumharmonie auf der einen Seite vielen Menschen geholfen, mit ihren räumlichen Verhältnissen versöhnlich umzugehen. Auf der anderen Seite gewann Dr. Yui auch neue Interessenten für die Homöopathie, die ja in Japan erst seit 16 Jahren floriert, dies aber mit einer schöpferischen Kraft, die in anderen Ländern ihresgleichen sucht.

Ich war von der Idee der Raumharmonisierung mit Homöopathie so begeistert, dass ich die Rezeptur bei uns prüfen wollte. Dies auch aus einem speziellen Grund:

Seit Jahren gibt es eine Initiative, die Roland Aull ins Leben rief, indem er einen Kongress für Malermeister veranstaltet. Es wird über die heilende Kraft der Anstrichfarbe referiert, über neueste Erkenntnisse der Photonenforschung, über Lichtfarben zur Raumausleuchtung und über heilsame Materialien in der Raumausstattung. Man kann diese Entwicklung gar nicht hoch genug einschätzen, weil hier einmal die Initiative von Vertretern der Handwerkskunst ergriffen wurde und nicht von Akademikern, die über Theorien philosophieren.

Wie eingangs geschildert, haben wir bei der Renovierung einer Jugendstilvilla das Komplexmittel monatelang eingesetzt. Ob in der Mineralwandfarbe oder in den biologischen Lackfarben, ob bei der Verlegung von Fliesen oder Parkett, immer wurden 20 – 30 Tropfen des Komplexmittels den Farben beigegeben. Das wirkte sich nicht nur auf die Raumatmosphäre positiv aus, sondern auch auf die Handwerker. Eine Haussanierung erreicht schnell eine Stressschwelle, da viele Aktivitäten koordiniert werden müssen und das nicht immer reibungslos funktioniert, sei es durch schlechte Witterung beim Dachdecken oder durch Lieferungsschwierigkeiten von Material bedingt. Da werden schnell mal Stimmen laut, Flüche ausgestoßen, verärgerte Verhaltensweisen an den Tag gelegt, die eine Arbeitsatmosphäre regelrecht vergiften können. Das wirkt sich wiederum auf die Qualität der auszuführenden Arbeitsgänge aus.

Hier war der Unterschied für alle Beteiligten deutlich zu spüren. Unser Architekt war beeindruckt, wie entspannt und harmonisch die Maler, Sanitärinstallateure, Elektriker, Bodenverleger, Kücheneinbauer usw. zu Werke gingen. Auch der Bauleiter bestätigte, dass er über Monate hinweg noch nie eine solche Harmonie während einer Haussanierung erlebt habe. Alle Beteiligten waren sich einig, dass die homöopathischen Tropfen die Ursache dafür sind.

Inzwischen ist das Haus saniert und es kommen Patienten, Gäste und Seminarteilnehmer. Hier können wir nun beobachten, dass die Raumharmonie zur Aufmerksamkeit und Konzentrationsgabe beiträgt. Auch „heiße Diskussionen“, die Freundschaften zerbrechen können, verlaufen anders, als wir es gewohnt sind. Gewiss spielen die gesunden Proportionen des Jugendstilhauses und die biologischen Materialien mit in die Gesamtatmosphäre des Hauses hinein, aber jeder bestätigt, dass in den Räumen etwas besonders Harmonisches zu spüren sei.

Mich interessierte natürlich, ob auch bei anderen Menschen das Komplexmittel wirksam ist. Deshalb vergab der Narayana Verlag, der in seiner Abteilung „Naturhaus“ das Boden- und Wandmittel herstellte, Proben an interessierte Therapeuten und Privatleute.

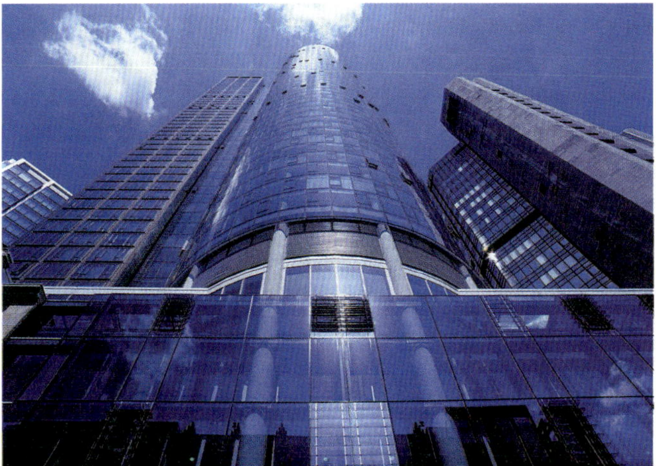

6. Beispiele aus der Praxis

Aus einer Tierarztpraxis:

Den homöopathischen Wandfarbenzusatz habe ich im Pferdestall ausprobiert. Ich besitze einen 12-jährigen Hannoveraner Hengst. Ich habe das Pferd seit seinem 3. Lebensjahr. Er wird regulär gegen Tetanus geimpft und 2-3 Mal jährlich entwurmt. Er reagiert sehr gut auf homöopathische und phytotherapeutische Behandlungen. Daher benötige ich fast keine schulmedizinischen Präparate mehr. Ich reite ihn regelmäßig und beschäftige ihn zusätzlich durch Bodenarbeit.

Seit einem Umzug im April 2009 ist er sehr unruhig und hat sich eher negativ entwickelt. Er hat abgenommen und zeigt ab und zu recht aggressives Verhalten anderen Pferden und einigen Menschen gegenüber ... Mit einem der Stallmitarbeiter kommt er gar nicht klar und reagiert auf diesen Mann sehr aggressiv.

Ich habe den homöopathischen Wandfarbenzusatz in einen Blumensprüher gegeben und die Boxenwände eingesprüht. Es stellte sich eine leichte Verbesserung ein. Der genannte Mitarbeiter bemerkte auch die positive Veränderung und fragte, ob ich etwas verändert hätte.

Ich wende den Wandfarbenzusatz nun regelmäßig an und frische die Wände zirka alle 10-14 Tage auf. Witis Verhalten zeigt zwar ein Auf und Ab, aber mit der deutlichen Tendenz zur Verbesserung.

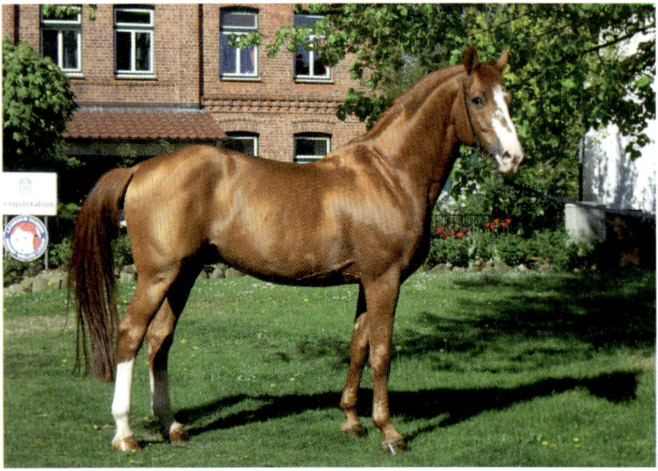

Abb. 14 Witi nach dem Einsprühen

Vom 12. bis 15.Mai 2009 machten wir einen Bodenarbeitskurs. Ich besprühte den Anhänger für den Pferdetransport von innen mit dem angemischten Spray. Anhänger fahren ist an sich kein Problem für das Pferd. Aber wir hatten wegen eines Staus eine vierstündige Fahrt im neuen Elbtunnel. Das Pferd vollbrachte eine ganz tolle Leistung, stand absolut ruhig und geduldig, obwohl er seit über einem Jahr nicht mehr im Anhänger transportiert worden war. Sein Quartier besprühte ich ebenfalls, denn dort zeigte er sich noch recht aggressiv dem Nachbarpferd gegenüber. Nach einem Tag Einleben machte der Kurs viel Spaß und war auch sehr

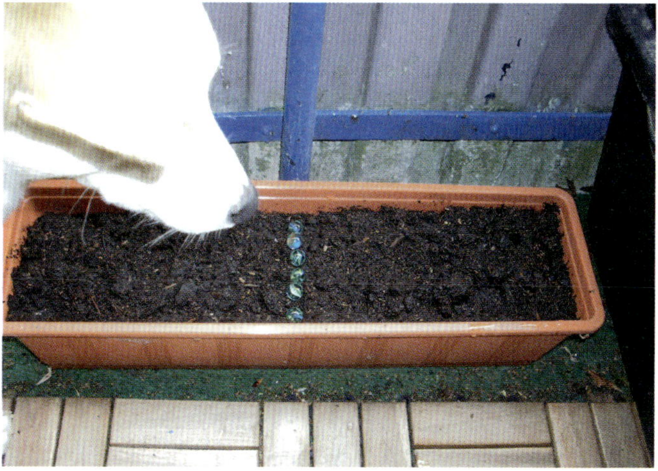

Abb.15 Aussaat von Kapuzinerkresse, rechts mit Bodenverbesserer

lehrreich. Für den Rückweg präparierte ich den Anhänger wieder mit dem Spray. Die Rückfahrt verlief völlig unproblematisch …

An einem Sommertag habe ich aus Versehen die Sprühflasche mit Fliegenspray mit dem Wandfarbenzusatz verwechselt und das ganze Pferd mit Letzterem eingesprüht. Das brachte eine offensichtliche Veränderung. Das Pferd ist deutlich ruhiger geworden – als wäre es etwas „entrückt". Daraufhin habe ich den Zusatz an „schlimmen Tagen" bewusst auf diese Weise angewendet.

Zusammenfassend kann ich zum Wandfarbenzusatz sagen, dass ich den Eindruck habe, er kann die „Spitze des Eisbergs“ nehmen und bei akutem Stress wirklich helfen. Für eine dauerhafte Verbesserung sind jedoch weitere Maßnahmen nötig.

Den homöopathischen Bodenverbesserer habe ich auf dem Balkon im Blumenkasten getestet. Am 10.5.2009 habe ich dort niedrige Kapuzinerkresse gesät und die rechte Seite des Blumenkastens mit dem Bodenverbesserer behandelt. (Abb.15)

In den kommenden Wochen habe ich ihn alle 14 Tage im Gießwasser angewendet.

Die Fotos sind im Laufe des Sommers entstanden und zeigen ganz eindrückliche Unterschiede in Wuchs und Blüte. (Abb.16-17)

S. Sch., Tierärztin

Aus einer Naturheilpraxis:

Ich habe kürzlich den Eingangsbereich und die Praxiswände neu gestrichen und nach Anweisung 20 Tropfen der Biofarbe beigegeben. Ich konnte mir nicht vorstellen, dass die paar Tropfen so viel bewirken könnten. Aber es ist eingetroffen: Die Atmosphäre hat sich sehr verbessert. Ich bin längst nicht mehr so müde und gereizt, wenn schwierige Patienten kommen. Auch die Patienten stellen fest, dass irgendetwas anders ist im Raum. Sie fühlen sich entspannt. Ich

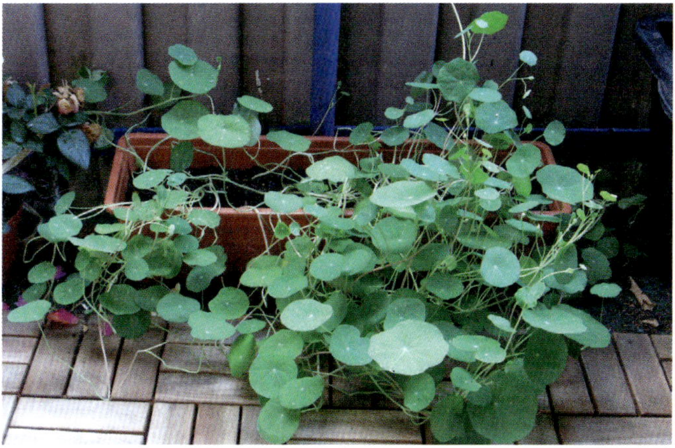

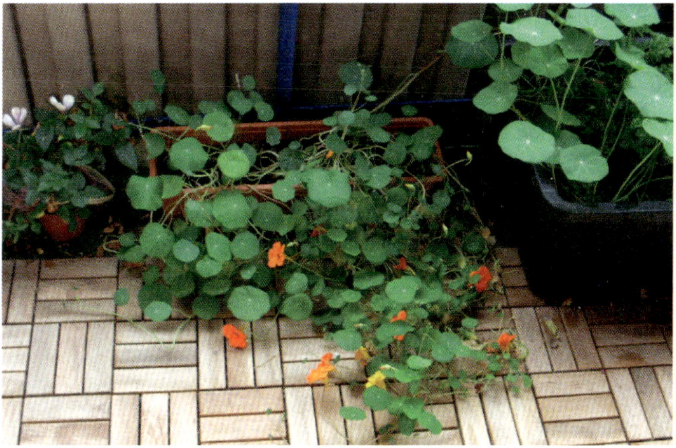

Abb. 16 und Abb. 17 Deutlicher Unterschied im Wuchs der Kapuzinerkresse mit Bodenverbesserer

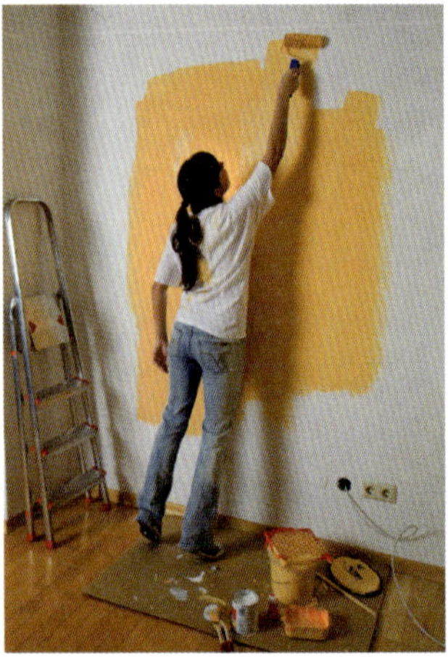

Abb.18 Streichen der Wände mit dem Komplexmittel

habe einige Patienten dafür gewinnen können, in ihrer Wohnung das Komplexmittel selbst einzusetzen.

R. G., Heilpraktiker

Aus einer Praxis für Kindertherapie:

In meiner Praxis gibt es einen Bereich, wo die Kinder mit den Eltern oder nur mit der Mutter auf den Termin warten. Diesen Bereich habe ich versuchsweise neu gestrichen und der Anstrichfarbe das Komplexmittel für Wände zugesetzt. Ich beobachtete, dass vor allem die Kleinkinder viel ruhiger waren. Deshalb entschloss ich mich, auch den Behandlungsraum neu zu streichen. Ich muss sagen, dass tatsächlich eine andere, angenehmere Atmosphäre im Raum ist als vorher. Ich habe auch versucht, das Mittel akut einzusetzen, wenn ein Kind aggressiv ist. Dazu habe ich eine kleine Sprühflasche mit Wasser gefüllt und ein paar Tropfen zusammen mit der Bachblüte Holly hineingetan. Damit habe ich dem Kind auf die Hand gesprüht und ihm dann die Flasche zum Spielen gegeben. Das Kind hat dann selber versucht zu sprühen, hat gelacht und die Aggression war wie weggeblasen. Ich glaube nicht, dass es nur auf Holly zurückzuführen war. Ich werde weiter Erfahrung mit dem Zusatzmittel sammeln.

E. L., Heilpraktikerin

Aus einer Tierarztpraxis:

Unsere Pflanzen – Farn, Hibiskus, Grünlilie, Geldbaum – stehen in unserer Tierarztpraxis. Sie haben immer energetisch viel zu verkraften. Während der zwei Monate der Anwendung sind sie sehr gut gewachsen und wirken insgesamt viel vitaler.

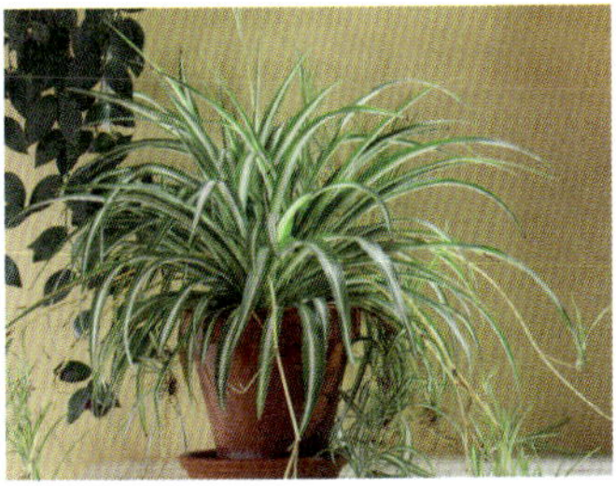

Abb. 19 Grünlilie

Die von uns in die Wandfarbe gegebene Lösung führte zu einer deutlichen Verbesserung des Raumklimas und zu ebensolcher Beruhigung von Mensch und Tier. Vielen Dank!

Dr. H. W., Tierärztin

Eine Tierärztin aus Österreich berichtet:

Danke, dass Sie uns die Bodenverbesserer und die Wandfarbenmischung zur Verfügung gestellt haben.

Es war fast unglaublich, aber wir hatten in unserer Tierarztpraxis wirklich eine Änderung des Verhaltens unserer Patienten feststellen können. Mehr Harmonie ist eingezogen, mehr Geduld und Zuhören auf Seiten der Patientenbesitzer können wir feststellen. Wir hatten vorher schon ein sehr harmonisches Arbeiten, aber es hat durch die Wandfarbenmischung noch einmal eine Verbesserung gegeben.

Diese haben wir mit energetisiertem Wasser vermischt, und sie auf die Wände mit einer Blumenspritze versprüht.

Thema Garten: Unser Garten war immer problematisch. Viele Schnecken, Erdkrebse usw.

Heuer, nach Anwendung des Bodenverbesserers ist es ein blühender, reichlich Früchte tragender prächtiger Gemüse-, Obst- und Kräutergarten. Es macht viel Freude, dort zu arbeiten. Auch der Feuerbrand an unseren Obstbäumen ist weniger geworden.

Dr. A. R.

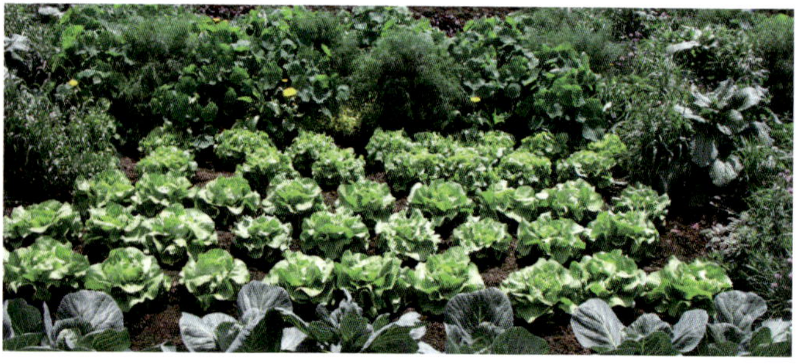

Abb. 20 Prächtiger Gemüsegarten

Eine Hobbygärtnerin berichtet:

Ich habe zwei Zucchini-Stöcke, Tomaten und zwei Blumenkästen als „Versuchskaninchen“ getestet:

Zucchini: Der Stock ohne „Bodentropfen“ hatte einen etwas sonnigeren Platz, wuchs gut und brachte viele Zucchinis. Der Stock mit „Bodentropfen“ stand etwas schattiger. Er hatte anfangs nicht so viele Blüten, dafür hatte er mehr Blätter, die auch dunkler, größer und kräftiger waren. Nach ein paar Wochen war er fast doppelt so groß wie die Pflanze ohne „Bodentropfen“. Er hatte einige Früchte, allerdings nicht so viele wie der andere. Gegen Saisonende hingegen legte er noch einmal so richtig nach und hatte deutlich mehr Blüten und Zucchinis als der Stock ohne „Bodentropfen“.

Bei den Tomaten konnte ich Ähnliches beobachten: Schauten die Pflanzen anfangs ungesund aus mit weniger Blüten, holten sie gerade zum Ende der Saison auf und ich kann jetzt noch Tomaten an ihnen ernten, während die anderen Pflanzen schon auf dem Komposthaufen liegen.

Bei den Blumenkästen war der Erfolg mit den Bodentropfen so eindeutig, dass ich nach zwei Wochen beide Kästen mit den Tropfen versorgt habe.

Meiner Meinung nach war die homöopathische Gartenkomposition ein Erfolg.

H. H.

Eine weitere Tierärztin berichtet:

Der Zusatz Wandfarbe wurde in unserer Praxis jeweils nach der wöchentlichen Intensivreinigung auf die Wandfliesen am Behandlungstisch versprüht, da im Praxisraum keine reine Wandfläche ohne Fliesen vorhanden ist. In den ersten vier bis fünf Wochen hatte ich den Eindruck, dass die Arbeitsatmosphäre insgesamt viel entspannter und lockerer als sonst war. Auffällig (dies bemerkte auch meine Kollegin, eine Schulmedizinerin) war bei den Patienten die Ruhe und die Handelbarkeit der Katzen.

Dr. P. R.

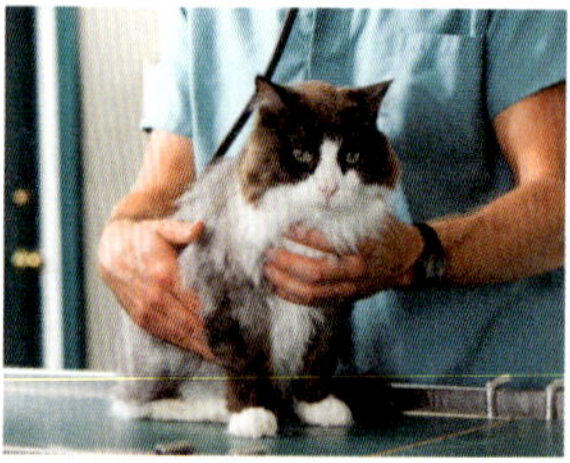

Abb. 21 Katze beim Tierarzt

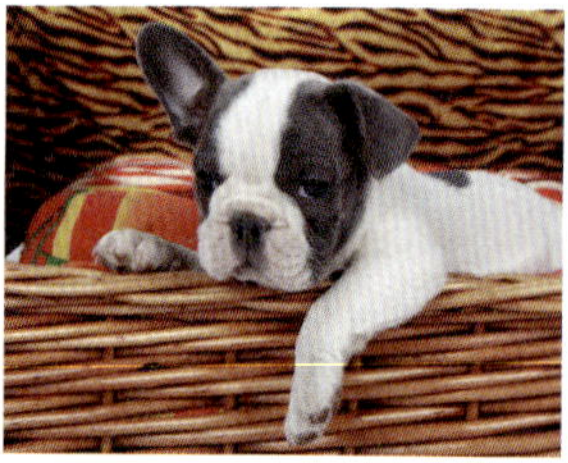

Abb. 22 Der Lieblingsplatz

Einer Hundehalterin wurde der Wandfarbenzusatz zur Verfügung gestellt.

Der Korb des Hundes und vor allem der Rücksitz des Geländewagens, der sein Lieblingsplatz ist, wurden mehrfach eingesprüht. Nach ca. zwei Wochen konnten alle feststellen, dass der Hund in seinem Verhalten deutlich ruhiger und normaler wurde.

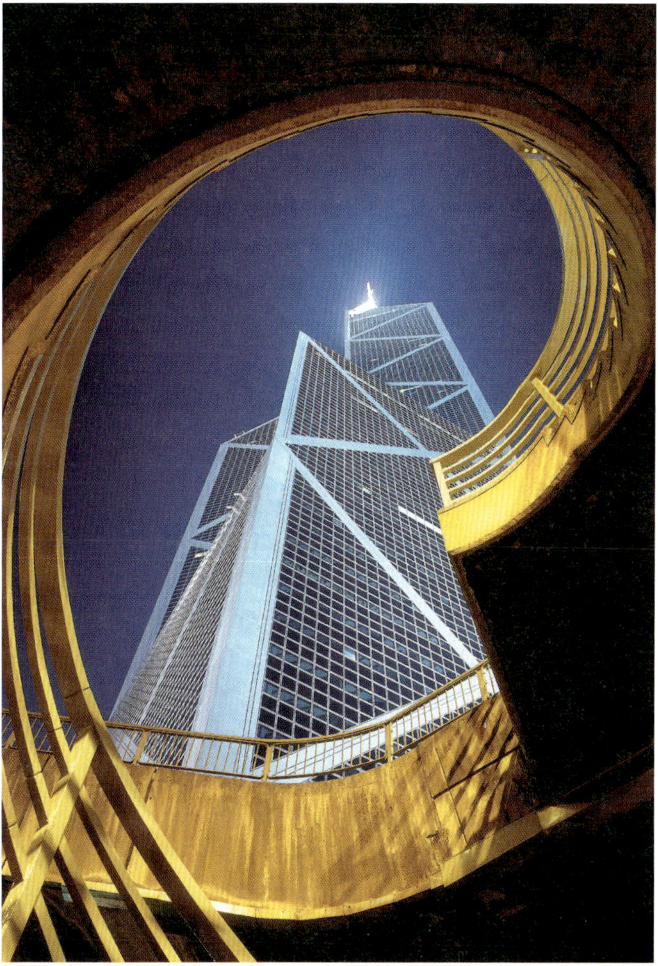

7. Anwendung des Wandfarbenzusatzes

Zunächst ein paar grundsätzliche Erklärungen zur Wirksamkeit homöopathischer Mittel. Sie entstehen durch Verdünnung und Potenzierung. Jedes Mittel ist ein lebendiges Wesen mit bestimmten Haupt- und Nebeninformationen. Auch wenn keine Materie mehr in ihm auffindbar ist, walten in ihm Energien, sobald sie mit einem lebendigen Wesen in Kontakt kommen. Homöopathische Mittel stammen von ihrem Urstoff her aus fünf Reichen der Natur:

- Mineralreich
- Pflanzenreich
- Tierreich
- Menschenreich
- Energiereich

Ihre zentrale Kraft ist der Informationsfluss, der sofort in Gang kommt, wenn es zu einer Resonanz zwischen einem Wesen dieser Reiche und dem Mittel kommt. Resonanz bedeutet Ähnlichkeit. Wo Information fließt, ist Kommunikation möglich, wo Kommunikation stattfindet, fügen sich die Informationen zu etwas Komplexem zusammen. Die Komplexität bringt eine bestimmte Struktur hervor. Ob diese Struktur aufbauend oder abbauend ist, hängt davon ab, aus welchen Informationen = Energien sie sich zusammensetzt. Homöopathische Arzneien sind lebensnotwendige Informationsträger. Die Information, die in der anfangs vorhandenen atomar-molekularen Struktur vorhanden ist und die nun vergeistigt wird, befähigt sie, den Zellen eines Lebewesens aus einem der Naturreiche die notwendige aufbauende Energie zu geben, die sie für ein einwandfreies Funktionieren benötigen. Diese Tatsachen, die auf Erfahrung beruhen, beweisen, dass die Natur beseelt ist, dass auch der Boden, die Steine auf und in der Erde aus Lebewesen bestehen. Die Anwendung der Mittel zeigt auch, dass es unsichtbare Wesen gibt, die als Basis eines homöopathischen Mittels dienen können und deren Existenz wir an ihrer Wirkung erkennen. Dazu zählen zum Beispiel das Sonnen- und Mondlicht, Kunstlicht, Magnetfeld, die radioaktive Strahlung, Elektrizität oder Weisheitsworte.

Was ist in der kleinen Dosis drin?

Zum Beispiel: In der D6 ist 1 Millionstel Salzanteil von dem ursprünglichen 1 Gramm Mineralsalz. In einer Tonne (1000 kg) Milchzucker ist nur 1 Gramm der Ursubstanz enthalten. Das Gewicht ist in der Verdünnungsform nicht von Bedeutung. Entscheidend ist die Teilchenlehre:

1 Molekül hat 3 – 4 Ängström Durchmesser. 1 Ängström = 1 Zehnmillionstel Millimeter. In der D6 sind also 1 Billiarde = 1000 Billionen (15 Nullen) Moleküle des Ausgangsstoffs!

Da unser menschlicher Körper aus 60 bis 70 Billionen Zellen besteht und nur ein Teil davon erkrankt ist, entfallen bei einer D6 viele Salzmoleküle auf die entsprechenden Zellen. Zudem weisen die Stoffmoleküle doppelt so viele Ionen (elektrisch geladene Teilmoleküle) auf, sodass auf jede einzelne Zelle unseres Körpers einige tausend Ionen des Salzes kommen. Diese Hintergründe erklären, warum wir mit wenigen Tropfen des Wandfarbenzusatzes, bestehend aus Mitteln in Tiefpotenz (C6 und C12), viel erreichen.

Je weniger Stoffliches in einem homöopathischen Mittel ist, je höher also die Verdünnung und Potenzierung wird, desto stärker ist der Energiefluss der Information. Das lässt sich aber nur nachweisen, wenn sich zwei lebendige Wesen begegnen und miteinander in Resonanz treten. Die ausgesendete Botschaft braucht einen Informationsträger. Das kann Wasser, Alkohol oder Zucker sein, wie in der Homöopathie gebräuchlich. Aber der wichtigste Informationsträger ist der Mensch selbst. Denn wenn ich als Mensch die homöopathische Information mental an ein anderes Wesen sende, kommt sie an und wirkt. Die fortwährenden Diskussionen über den Placebo-Effekt kleben immer noch am materialistischen Menschen- und Weltbild. Die Wirkung hängt nicht von irgendeiner materiellen Trägersubstanz ab, sondern von dem mentalen Vermögen eines menschlichen Senders. Wer prägt auf welche Weise und mit welcher mentalen Kraft die homöopathische Information auf etwas oder jemanden auf? In der Homöopathie treffen zwei rational nicht endgültig begreifbare Eigenschaften aufeinander und bilden eine Synergie: das Eigenwesen der Arznei, sozusagen der „Geist in der Flasche“ und ein lebendiges Gegenüber in Gestalt eines Menschen, der den Geist in der Flasche kennt und erweckt. Wie wahr das ist, merkt man spätestens, wenn man alte homöopathische Arzneien, die schon Jahrzehnte alt sind, einsetzt. Sie werden sofort lebendig, weil sie mit einem lebendigen Wesen in Resonanz treten. So wird die in ihnen gespeicherte Information wieder zum Leben und Wirken erweckt.

Diese Hintergründe erklären, warum wir mit wenigen Tropfen des Wandfarbenzusatzes viel erreichen. Es handelt sich um ein Komplexmittel, das nach dem Gesetz „das Ganze ist mehr als seine einzelnen Teile" komponiert wurde.

Auf 10 Liter streichfertige Farbe (evtl. mit Wasser verdünnt) geben Sie 20 Tropfen und verrühren alles gründlich. Dann tragen Sie wie gewohnt die Farbe im Raum auf. Das gilt für den Innenanstrich ebenso wie für den Fassadenanstrich.

In Ställen reicht es auch, eine oder zwei Wände zu streichen, auf die die Tiere schauen oder vor denen sie sich häufig aufhalten.

Selbstverständlich können Sie das Mittel auch für jede andere Wandbemalung nutzen.

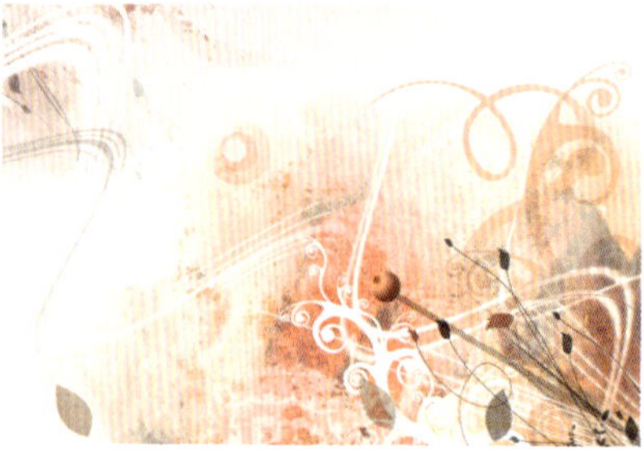

Abb. 23 Wandbemalung

Man kann auch Menschen, Tiere, Gegenstände damit besprühen. Dazu gibt man ein paar Tropfen in eine mit Wasser gefüllte Sprühflasche.

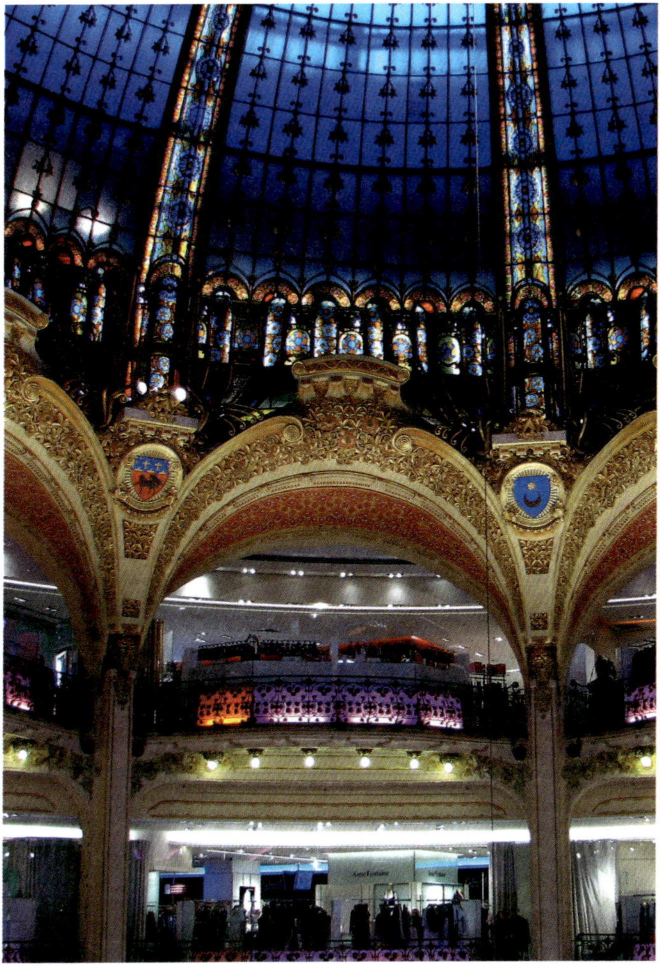

8. Anwendung des Bodenverbesserers

Auf 20 Liter Gießwasser kommen 10 Tropfen. 3 Mal pro Woche, dann 2 Wochen ohne Mittel gießen, dann wiederholen.

Bei großen Äckern muss die Dosis nicht in 20 Liter-Schritten vollzogen werden, sondern es reicht, in die Menge des Sprühwassers 20 Tropfen zu geben und diesen Vorgang wie bei der kleinen Menge des Gießwassers 3 Mal pro Woche zu wiederholen und dann 3-4 Wochen abzuwarten. Danach wiederholen.

Ein kluger belgischer Bauer, der einmal Kurse in Radionik belegt hatte, kam auf die glänzende Idee, Erde von den vier „Ecken" eines Ackers zu nehmen, sie mit einem selbst komponierten homöopathischen Komplexmittel zu besprühen und sie wieder an ihren Ort zu tragen.

Die Information erreichte offenbar den gesamten Acker, denn es wuchsen auf ihm Kartoffeln, wo früher wegen der Bodenbeschaffenheit vermeintlich keine wachsen konnten. Wir sehen, wenn ein Informationsfluss durch Resonanz in Gang kommt, spielt die Größe keine Rolle.

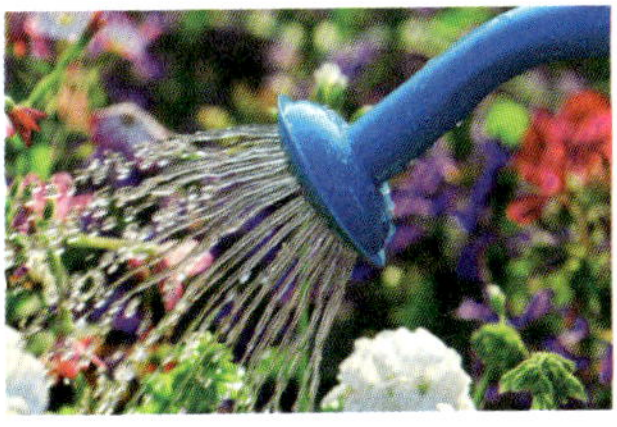

Abb. 24 Anwendung Bodenverbesser

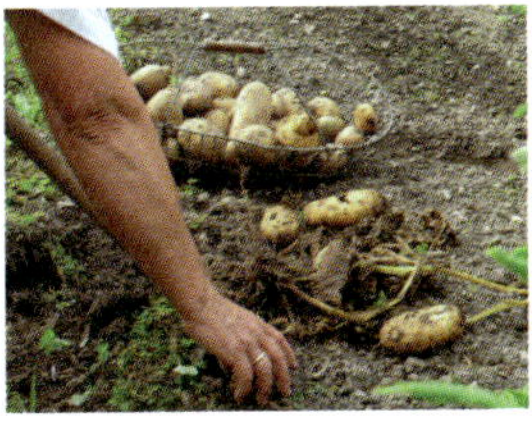

Abb. 25 Kartoffeln

Abbildungsverzeichnis

Schmuckbilder: Christian Korn
Abb. 1-17: von Rosina Sonnenschmidt und Harald Knauss
Abb. 18: 6616075 © Gina Sanders - Fotolia.com
Abb. 19: 11569106 © sonne07 - Fotolia.com
Abb. 20: 25269572 © Benshot - Fotolia.com
Abb. 21: 25682997 © Tyler Olson - Fotolia.com
Abb. 22: 23977365 © fotowebbox - Fotolia.com
Abb. 23: 515596 © Alexey Klementiev - Fotolia.com
Abb. 24: 4016562 © Elenathewise - Fotolia.com
Abb. 25: 16269486 © Joerg Mikus - Fotolia.com

Bezugsquelle für „Raumharmonie mit Homöopathie" und „Bodenverbesserer"

Erhältlich in verschiedenen Größen im
Narayana Verlag
Blumenplatz 2
79400 Kandern
Tel. +49 (0)7626 974970-0
www.narayana-verlag.de

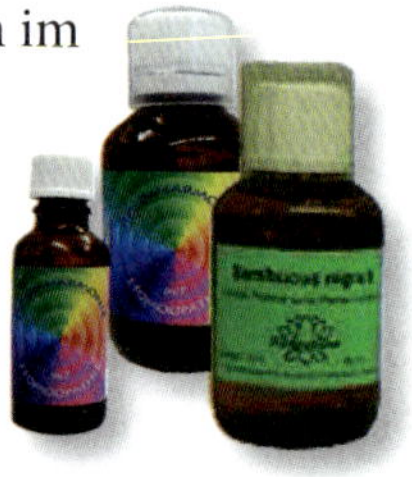

Kurse

„Miasmatische Homöopathie" mit Zertifizierungsmöglichkeit für Ärzte und Heilpraktiker

Infos: www.rosina-sonnenschmidt.de und www.isolde-richter.de (Organisation HP-Schule Isolde Richter)

- „Spirituelle Heilkunst" im Team von Harald Knauss. Infos: www.mediale-welten.com und www.rosina-sonnenschmidt.de
- „Medial- und Heilerschulung" gemeinsam mit Harald Knauss. Infos: www.mediale-welten.com

Online Webinar beim Narayana Verlag

Online Webinar mit Rosina Sonnenschmidt

Infos und Anmeldung unter:
www.narayana-verlag.de

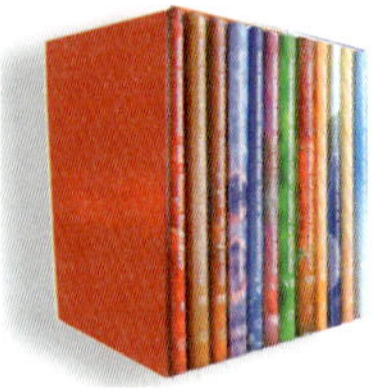

Schriftenreihe Organ-Konflikt-Heilung

Das Set kostet nur 12 x € 26 = € 312. Nach Erscheinen aller Bände kostet das Set € 365 (statt 12 x € 34 EUR = € 408).

Rosina Sonnenschmidt verbindet in der Schriftenreihe Organ-Konflikt-Heilung in einer einmaligen Kombination verschiedene ganzheitliche Heilansätze aus Homöopathie, Miasmatik, chinesischer Medizin, gezielter Ernährung, Konfliktlösung und Übungen zu einem ganzheitlichen Therapiekonzept.

Die Schriftenreihe wird über einen Zeitraum von 2 Jahren erscheinen. Insgesamt werden es 12 Bände, wobei jeder Band ein Organsystem behandelt: Band 1: Blut – flüssiges Bewusstsein, Band 2: Leber und Galle – erworbene Autorität, Band 3: Verdauungsorgane – der Weg zur Mitte, Band 4: Atemorgane – Leben und Bewusstsein, Band 5: Nieren und Blase – Basis der Selbstverwirklichung, Band 6: Herz und Kreislauf – natürliche Autorität, Band 7: Endokrine Drüsen – Basiskräfte der Spiritualität, Band 8: Weibliche und männliche Geschlechtsorgane – Selbstverwirklichung, Band 9: Gehirn und Nervensysteme – Blüte der Spiritualität, Band 10: Sinnesorgane – Wunderwerk der Kommunikation, Band 11: Gliedmaßensystem - Fort-Schritt auf allen Ebenen, Band 12: Häute und Lymphsystem – Bastionen der Immunkraft

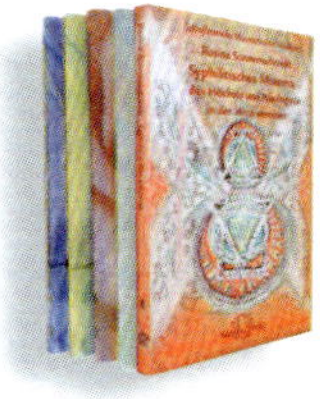

Schriftenreihe Miasmatische Heilkunst

Das Set kostet statt 5 x € 29 (Subskriptionspreis) nur 5 x € 27. Nach Erscheinen aller Bände kostet das Set € 219 (statt € 238).

In der neuen Schriftenreihe „Miasmatische Heilkunst“ steht die praktische Umsetzung miasmatischer Erkenntnisse in den Praxisalltag im Zentrum. Bei jedem der 7 Bände steht jeweils ein Miasma im Vordergrund.

Jeder Buchband wird durch künstlerische Zeichnungen und Gedichte aus dem Kollegenkreis illustriert, sodass ein Zugang zu den Miasmen über alle Sinne geschehen kann.

Band 1: Syphilitisches Miasma - das Höchste und Niedrigste in der Mitte vereinen

Band 2: Karzinosines Miasma - den schöpferischen Selbstausdruck zulassen

Band 3: Sykotisches Miasma - die Mitte finden und bewahren

Band 4: Tuberkulines Miasma - das Echte vom Unechten unterscheiden

Band 5: Psorisches Miasma - die Kraft der Beziehungsfähigkeit erlangen

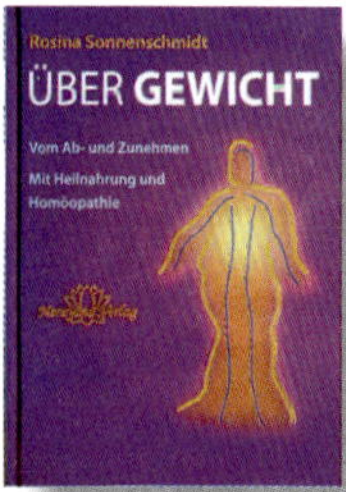

Über Gewicht

Vom Ab- und Zunehmen - Mit Heilnahrung und Homöopathie

200 Seiten, Heft, € 34.-

Rosina Sonnenschmidt versteht es, eine versöhnliche Haltung des Lesers zu sich selbst anzuregen und stellt die Neigung zu viel oder zu wenig zu essen in einem ganzheitlichen Behandlungskonzept vor. Dabei bilden Basistherapien mit Darmsanierung, Entsäuerung, rhythmischen Atemübungen und Hautpflege das Fundament. Darauf baut die Haupttherapie mit Ernährung und Homöopathie auf.

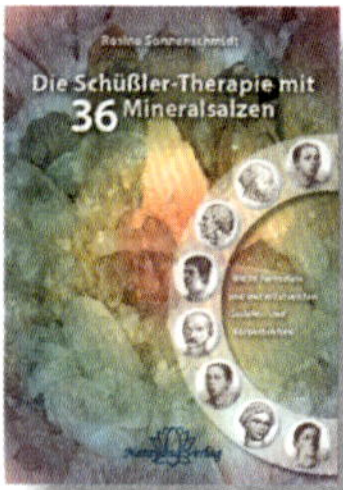

Die Schüßler-Therapie mit 36 Mineralsalzen

180 Seiten, 2 Bände (Lehrbuch mit Farbtafelnbeiheft), € 49.-

Rosina Sonnenschmidt hat langjährige Erfahrung mit den Schüßler-Salzen und vermag, diese in lebendiger und übersichtlicher Form darzustellen. Neben den klassischen Salzen 1-12 erläutert sie erstmals auch die Gesichts- und Körperzeichen der weniger bekannten Salze 13-27. Als Neuheit beschreibt sie weitere neun Salze, die sich bei ihr in der Praxis als sehr nützlich erwiesen haben und für die heutige Zeit besonders wichtig sind.

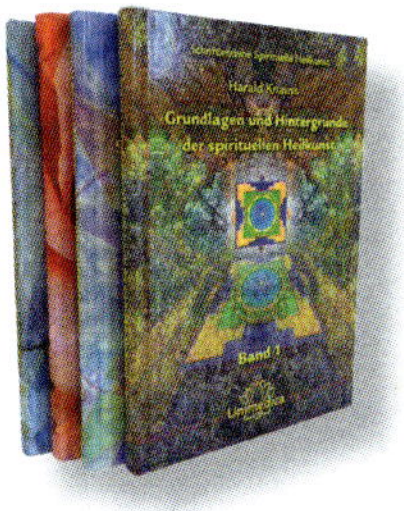

Set der Schriftenreihe „Spirituelle Heilkunst“ in 4 Bänden

Das Set kostet statt € 131.- (einzeln) nur € 119.-. Nach Erscheinen aller Bände kostet das Set € 139.- (statt € 151.- beim Einzelkauf).

Die spirituellen Wege vermittelten zu allen Zeiten eine Anleitung, wie der Mensch sich mit seinem höheren, geistigen Aspekt verbinden kann.

Gerade die spirituellen Wege und ihre Übungen stoßen heute wieder verstärkt auf das Interesse der Menschen, weil sie die übende Person stets mit einbeziehen. Immer mehr Menschen begreifen, daß Krankheit auch eine Aufforderung ist, sich mit sich selbst zu beschäftigen und daher möchten die Patienten verstärkt auch das ihre hinzutun. Dafür eignen sich die in den Büchern enthaltenen Übungen, weil sie die spirituelle Wirklichkeit einer Person berücksichtigen. Die Menschen heute möchten wieder in eine harmonische, kosmische Lebensordnung hineinkommen.

Band 1: Grundlagen und Hintergründe der spirituellen Heilkunst

Band 2: Die Atemkunst – Schlüssel zum Lebensrhythmus

Band 3: Drüsen und Cakras – Zentren der Schöpferkraft und Transformation

Band 4: Töne, Klänge, Vokale - Vom Wesen der inneren Lebensordnungen

Narayana Verlag

Blumenplatz 2, D-79400 Kandern
Tel: +49 7626-974970-0, Fax: +49 7626-974970-9

info@narayana-verlag.de

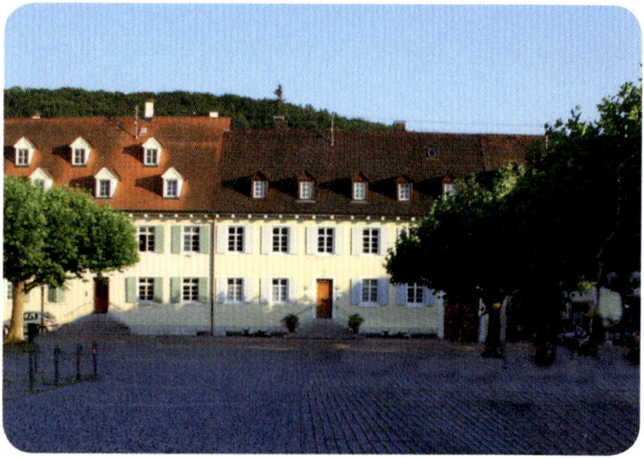

In unserer Online Buchhandlung

www.narayana-verlag.de

führen wir alle deutschen und englischen Homöopathie-Bücher.

Es gibt zu jedem Titel aussagekräftige Leseproben.

Auf der Webseite gibt es ständig Neuigkeiten zu aktuellen Themen, Studien und Seminaren mit weltweit führenden Homöopathen, sowie einen Erfahrungsaustausch bei Krankheiten und Epidemien.